FORSCHUNGSBERICHTE DES LANDES NORDRHEIN-WESTFALEN

Nr. 1866

Herausgegeben im Auftrage des Ministerpräsidenten Heinz Kühn
von Staatssekretär Professor Dr. h. c. Dr. E. h. Leo Brandt

DK 612.174.2 615.711

Priv.-Doz. Dr. med. Rafael Dudziak

Abteilung für Anaesthesiologie der Universität Düsseldorf
Direktor: Prof. Dr. M. Zindler

Über die Wirkung von Halothan, Fentanyl, Dehydrobenzperidol und Propanidid auf den Sauerstoffverbrauch und den Coronardurchfluß des Warmblüterherzens

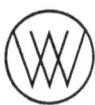

WESTDEUTSCHER VERLAG · KÖLN UND OPLADEN 1967

ISBN 978-3-663-03951-8   ISBN 978-3-663-05140-4 (eBook)
DOI 10.1007/978-3-663-05140-4

Verlags-Nr. 011866

© 1967 by Westdeutscher Verlag, Köln und Opladen

Gesamtherstellung: Westdeutscher Verlag

Inhalt

I. Einleitung 5

II. Methodik 6

III. Ergebnisse der Untersuchungen und Besprechung der Befunde 7

    1. Halothan 7

        A. Ergebnisse 8

        a) Der Sauerstoffverbrauch des schlagenden Herzens unter der Wirkung von Halothan und Calcium 8

        b) Der Sauerstoffverbrauch des mit Kalium stillgestellten Herzens unter der Wirkung von Halothan 9

        c) Der Sauerstoffverbrauch des mit Halothan stillgestellten Herzens 10

        d) Untersuchungen der Wirkung verschiedener Halothankonzentrationen auf den Coronardurchfluß 10

        B. Besprechung der Ergebnisse 11

    2. Neuroleptanalgesie 13

        A. Ergebnisse 14

        a) Der Sauerstoffverbrauch der unbeeinflußten Herzen (Kontrollserie) 14

        b) Der Sauerstoffverbrauch der Herzen unter der Wirkung von Dehydrobenzperidol 15

        c) Der Sauerstoffverbrauch der Herzen unter der Wirkung von Fentanyl .. 15

        d) Der Sauerstoffverbrauch der Herzen unter der Wirkung einer Mischung von Dehydrobenzperidol und Fentanyl 16

        e) Der Sauerstoffverbrauch der Herzen unter der Wirkung von Dehydrobenzperidol und Fentanyl mit einem Zusatz von Propranolol 17

        f) Der Sauerstoffverbrauch der Herzen unter der Wirkung von Propranolol 18

        g) Der Sauerstoffverbrauch der Herzen unter der Wirkung von Dehydrobenzperidol und Fentanyl an mit Reserpin vorbehandelten Ratten .. 18

        B. Besprechung der Ergebnisse 18

    3. Propanidid 21

        A. Ergebnisse 22

        a) Der Sauerstoffverbrauch und der Coronardurchfluß des Herzens unter der Wirkung von 5 mg% Propanidid 22

        b) Der Sauerstoffverbrauch und der Coronardurchfluß des Herzens unter der Wirkung von 10 mg% Propanidid 22

c) Der Sauerstoffverbrauch und der Coronardurchfluß des Herzens unter der Wirkung von 20 mg% Propanidid 22

d) Der Sauerstoffverbrauch und der Coronardurchfluß des Herzens unter der Wirkung von Cremophor EL 60 mg% 23

B. Besprechung der Ergebnisse................................. 24

IV. Zusammenfassung 26

V. Literaturverzeichnis 28

Abbildungsanhang 31

I. Einleitung

Für die Beurteilung der praktischen Brauchbarkeit eines Narkosemittels ist das Ausmaß und die Art der möglichen Begleiterscheinungen und gefährlichen Nebenwirkungen, vor allem auf das Herz und die Kreislauffunktion, von großer Bedeutung. Obwohl die uns zur Verfügung stehenden Narkosemittel bezüglich der Herz- und Kreislaufwirkung sehr ausführlich untersucht wurden, ist über ihren Wirkungsmechanismus auf das Herz noch wenig bekannt.
Die experimentellen Untersuchungen auf dem Gebiet der Kardiologie haben sich in den letzten Jahren besonders auf die Erforschung der elektrischen, mechanischen und biomechanischen Elementarprozesse konzentriert. Bei keinem anderen Organ ist die Verknüpfung zwischen dem Stoffwechsel, der Motorik und der elektrischen Aktivität so stark, wie am Myocard. Wir wissen heute, daß zwischen dem Stoffwechsel der energiereichen Phosphate und der mechanischen Spannungsentwicklung in der Systole enge Beziehungen bestehen und daß jeder Eingriff auf den Stoffwechsel der energiereichen Phosphate Veränderungen der Kontraktilität des Herzens zur Folge hat (FLECKENSTEIN 1963).
Unsere Kenntnisse über den zellulären Stoffwechsel während der Narkose betreffen in erster Linie den Stoffwechsel des Gehirns. Zahlreiche Untersuchungen ergaben, daß es während der Narkose zur Einschränkung der Atmung der Zellen des Zentralnervensystems kommt und es muß angenommen werden, daß auch andere Organe von einer ähnlichen Abnahme des Sauerstoffverbrauches betroffen werden.
Der Zweck der vorliegenden Untersuchungen war es, den Sauerstoffverbrauch des Herzmuskels unter der Wirkung von verschiedenen Narkosemitteln zu untersuchen. Darüber hinaus wurden einige Untersuchungen zur Klärung der Frage des möglichen Wirkungsmechanismus der untersuchten Narkosemittel an der Herzmuskelzelle durchgeführt. Für die Untersuchungen wurden einige, zur Zeit am häufigsten angewandten Narkosemittel herangezogen. Halothan gehört zu den Inhalationsnarkotika, Dehydrobenzperidol und Fentanyl repräsentieren die wichtigsten Substanzen der sogenannten Neuroleptanalgesie. Propanidid ist eine Neuentwicklung auf dem Gebiet der Ultrakurznarkotika und wird klinisch in zunehmendem Maße angewandt.
Die Untersuchungen wurden an isolierten und nach Art von LANGENDORFF perfundierten Rattenherzen durchgeführt.
Wir sind uns darüber im klaren, daß wir in unseren Untersuchungen für die Beurteilung eines Narkosemittels nicht die Änderung der Leistungsfähigkeit des Herzens, sondern die Änderung des Sauerstoffverbrauches als Kriterium herangezogen haben. Der Vorteil der vorliegenden Untersuchungen ist jedoch darin zu sehen, daß ein großes Zahlenmaterial unter klaren und gut definierten Bedingungen gewonnen werden konnte.

II. Methodik

Die Untersuchungen wurden an isolierten schlagenden oder stillgestellten und nach LANGENDORFF (1895) perfundierten Rattenherzen durchgeführt. Zur Perfusion diente eine Salzlösung nach KREBS und HENSELEIT (1932) folgender Zusammensetzung:

1. NaCl   118,01 mmol,
2. KCl   4,69 mmol,
3. $CaCl_2$ 2,50 mmol,
4. KH_2PO_4 1,17 mmol,
5. $MgSO_4$ 1,12 mmol,
6. $NaHCO_3$ 24,85 mmol,
7. Glukose   5,55 mmol pro Liter.

Für den Herzstillstand wurde der Perfusionslösung zusätzlich 26,8 mmol pro Liter Kaliumchlorid zugesetzt.

Es wurden Ratten männlichen Geschlechtes vom Stamm Sprague Dawley mit einem Gewicht von 300 bis 500 g verwandt. In Äthernarkose wurde den Tieren der Thorax eröffnet, in die frei präparierte Aorta ascendens wurde eine Metallkanüle eingebunden und sogleich mit der Perfusion begonnen (A). Der linke Vorhof wurde sofort eröffnet, um im Falle einer Aorteninsuffizienz eine Dilatation der linken Kammer zu vermeiden. Durch die Vena cava caudalis wurde ein dünner Polyvinylschlauch (B) bis in den rechten Vorhof vorgeschoben (s. Abb. 1*). Herz und Lungen wurden an der Perfusionskanüle hängend scharf aus dem Thorax herausgetrennt und in den Perfusionsapparat eingehängt, die Lungen wurden dann an den Lungenwurzeln abgetrennt und die Arteria pulmonalis breit eröffnet. Um bei einer eventuell bestehenden Aorteninsuffizienz eine Fehlmessung des Perfusionsvolumens zu vermeiden, wurde durch einen kleinen Einschnitt im linken Vorhof eine kurze Polyvinylkanüle mit seitlichen Löchern (C) in den linken Ventrikel eingeführt. In dieser Kanüle wiederum lag ein dünner Kunststoffschlauch (D), der mit einer Wasserstrahlpumpe verbunden war, so daß das eventuell durch die Aorteninsuffizienz übergetretene Perfusat abgesaugt werden konnte (JORDAN und LOCHNER 1962). Das somit reine Coronarperfusat wurde durch die eröffnete Arteria pulmonalis ausgeworfen, tropfte am Herzen herab und konnte mit einem Meßzylinder gemessen werden. Von der in der Aorta eingebundenen Kanüle konnte wahlweise seitenständig ein Teil des zum Herzen fließenden »arteriellen« Perfusates oder durch den im rechten Vorhof liegenden Katheder ein Teil des »venösen« Perfusates mit Hilfe einer kleinen Pumpe an einer Platinelektrode (GLEICHMANN und LÜBBERS 1960) vorbeigesaugt werden. Der Perfusionsdruck betrug 60 cm Wassersäule (JORDAN und LOCHNER 1962). Die Temperatur des Perfusionsapparates wurde mittels Thermostat auf der Temperatur von 37°C gehalten. Die Perfusionsflüssigkeit wurde mit 95% O_2 + 5% CO_2 äquilibriert. Dieser sauerstoffgesättigten und abgeschlossenen Flüssigkeit wurden die in den jeweiligen Serien untersuchten Substanzen beigemischt.

Nach Beendigung des Versuches wurden die Herzen bei 90°C im Trockenschrank bis zur Gewichtskonstanz getrocknet und dann gewogen. Das so bestimmte Herztrockengewicht wurde nach JORDAN und LOCHNER (1962) in das Feuchtgewicht umgerechnet. Das Trockengewicht normaler Rattenherzen beträgt 21% des Feuchtgewichtes.

Für die Untersuchungen der Wirkung verschiedener Halothankonzentrationen auf den Coronardurchfluß wurde die Methodik etwas abgeändert. Durch einen Ausflußwider-

* Die Abbildungen stehen im Anhang ab S. 31.

stand einer Kanüle wurde das Perfusat in einem Rohrsystem gestaut und bildete einen dem jeweiligen Zufluß entsprechenden Flüssigkeitsspiegel (s. Abb. 2). Die Flüssigkeitssäule regulierte einerseits die Abflußgeschwindigkeit des Perfusates, andererseits übte sie auf die Membran des elektrischen Transmissionsmanometers einen Druck aus. Dieser Druck wurde auf einen Direktschreiber übertragen. Die Frequenz und die Kontraktionsamplitude der Herzen wurde durch eine fotoelektrische Methode registriert, indem der Schatten des Herzens auf eine Fotozelle projiziert wurde. Das Halothan wurde durch einen dünnen Polyäthylenschlauch, der in der Nähe des Abganges der Coronararterien in der Aorta lag als Stoß oder in Form einer zusätzlichen Infusion injiziert. Die Lösung von Halothan in der Perfusionsflüssigkeit war sauerstoffgesättigt und hatte bei der Injektion eine Temperatur von 37°C. Von LARSON et al. (1962) wird der Löslichkeitskoeffizient des Halothan in Salzlösung mit 0,7 für die Temperatur von 37°C angegeben. Es bestand deshalb keine Schwierigkeit die notwendige Konzentration vorzubereiten.

Die Untersuchungen mit den Stoffen der Gruppe der Neuroleptanalgesie wurden durchgeführt, indem zwischen der 20. und der 40. Minute des Versuches mit einer wirkstoffhaltigen Lösung perfundiert wurde. Das Dehydrobenzperidol und Fentanyl oder die untersuchte Mischung der beiden Substanzen (Thalamonal) sowie Propranolol sind sehr gut wasser- und salzlöslich. Die notwendige Konzentration wurde so hergestellt, daß der in Ampullen befindliche Wirkstoff in der KREBS-HENSELEIT-Lösung in entsprechenden Mengen vor Beginn des Versuches gelöst wurde.

Für die Versuchsserie mit Reserpin wurden die Ratten 2 Tage mit einer Dosis von 1 mg/kg Reserpin i.m. vorbehandelt. Am 3. Tag wurden die Herzen mit der Kombination von Dehydrobenzperidol + Fentanyl (Thalamonal) perfundiert.

Für die Untersuchungen mit Propanidid sowie dessen Lösungsvermittler Cremophor EL wurden die jeweils untersuchten Konzentrationen vor Beginn des Versuches hergestellt. Wie bei Dehydrobenzperidol und Fentanyl bestand auch hier keine Schwierigkeit entsprechende Konzentrationen vorzubereiten. Sowohl bei der Verwendung von Propanidid als auch bei Cremophor EL lassen sich klare wäßrige Lösungen herstellen, die beliebig mit Wasser oder einer Salzlösung verdünnt werden können, ohne daß der Wirkstoff ausfällt (HILTMANN et al. 1965).

Bei allen in dieser Arbeit durchgeführten Versuchen wurde das pH der Lösung vor Beginn und nach Beendigung des Versuches mit dem ASTRUP-Gerät bestimmt. Das pH betrug zwischen 7390 und 7400. Alle Lösungen bei denen das pH niedriger oder höher als angegeben lag, sowie Lösungen bei denen während der Äquilibrierung mit Carbogen Trübungen auftraten, wurden nicht verwendet. Für die Messungen des Sauerstoffpartialdruckes wurde eine Platinelektrode nach GLEICHMANN und LÜBBERS verwendet. Für jeden einzelnen Versuch wurde eine Eichkurve mit Hilfe zweier verschiedener Gasgemische aufgestellt. Die Eichgase wurden vorher nach SCHOLANDER in dreifachen Analysen bestimmt.

III. Ergebnisse der Untersuchungen und Besprechung der Befunde

1. Halothan

Halothan, das 2 Brom-2 Chlor-1,1,1-Trifluoraethan ist eine klare, süßlich riechende Flüssigkeit. Ihr spezifisches Gewicht beträgt bei 20°C 1,86. Ihr Siedepunkt ist bei 50,2°C. Halothan ist nicht entzündbar und bildet weder mit Luft noch mit Sauerstoff explosive Gemische. Halothan wird durch Alkali und Hitze nicht zersetzt. Das Handelsprodukt enthält zur Stabilisierung einen Zusatz von 0,01% Thymol.

Halothan ist ein sehr rasch und stark wirkendes Inhalationsnarkotikum, aber ein schlechtes Analgetikum. Mit 2–4 Vol.-% kann innerhalb von 3 bis 5 Minuten jede Stufe des Toleranzstadiums erreicht werden. Zur Aufrechterhaltung der Narkose genügen 0,5 bis 1,5 Vol.-%.

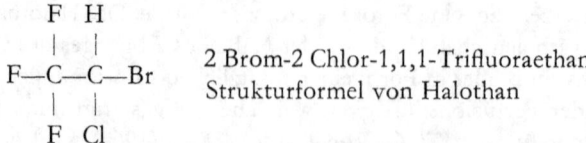

2 Brom-2 Chlor-1,1,1-Trifluoraethan
Strukturformel von Halothan

Eine Bradykardie und ein Blutdruckabfall sind als Begleitsymptome jeder tiefen Halothannarkose allgemein bekannt. Man hat noch vor einigen Jahren diese Kreislaufsymptome einer ganglienblockierenden Wirkung von Halothan zugeschrieben, bis 1958 CULLEN und SEVERINGHAUS zum ersten Male beweisen konnten, daß das Halothan vor allem direkt depressiv auf den Herzmuskel wirkt. Sie haben neben einem Anstieg des zentralen venösen Druckes noch eine Abnahme des Herzschlagvolumens und einen Abfall des Sauerstoffverbrauches des Gesamtkörpers beobachtet. Diese Befunde wurden später von anderen Verfassern bestätigt (LONG et al. 1958, BEATON 1959, THROWER et al. 1960, WENTHE et al. 1962).

Wenn das Halothan tatsächlich eine direkt depressive Wirkung auf den Herzmuskel hat, so ist mit einer Verminderung des Energieumsatzes des Herzens zu rechnen. Wir haben deshalb zuerst den Sauerstoffverbrauch des Herzens unter der Einwirkung von Halothan untersucht, und zwar sowohl des schlagenden als auch des stillgestellten Herzens. Die Messungen am stillgestellten Herzen haben den Vorteil, daß ihre Beurteilung nicht durch Frequenzänderung kompliziert wird. In dieser Serie wurden außerdem einige Untersuchungen über die Bedeutung des Calciums bei der Halothanwirkung ausgeführt. Um einigen Befunden nachzugehen, die sich im Laufe dieser Untersuchungen ergaben, haben wir weitere Versuche gemacht und uns bemüht etwas über die Wirkung von verschiedenen Halothankonzentrationen auf den coronaren Durchfluß zu erfahren.

A. Ergebnisse

a) Der Sauerstoffverbrauch des schlagenden Herzens
unter der Wirkung von Halothan und Calcium

Der Sauerstoffverbrauch, die Frequenz, das Perfusionsvolumen und die arteriovenöse Sauerstoffdruckdifferenz wurden in Abständen von 10 min gemessen. Die Untersuchungsdauer betrug 60 min. In den ersten und letzten 20 min des Versuches wurden die Herzen mit Salzlösung ohne Halothan perfundiert. In der Zeit zwischen der 20. und 40. min wurde das Halothan der Perfusionsflüssigkeit beigemischt.

In der ersten Serie von Messungen an 10 Herzen wurde die Wirkung einer Halothankonzentration von 15 mg/100 ml untersucht. Die Tab. 1 zeigt die Ergebnisse im einzelnen. Nach Zumischung des Halothan zur Perfusionsflüssigkeit kam es schon in den ersten Minuten zu einer Frequenzsenkung und häufig zu Extrasystolen. Die Abnahme der Frequenz unter der Halothanwirkung ist von im Mittel 211/min auf 169/min sehr deutlich. Dieser Abfall der Frequenz geht mit einer signifikanten Verminderung des Sauerstoffverbrauches einher. Nach Absetzen des Halothan gehen Frequenz und Sauerstoffverbrauch wieder auf den Ausgangswert zurück (s. Abb. 3).

Für die zweite Serie von Untersuchungen an 6 Herzen wurde in der Perfusionsflüssigkeit für die Zeit der Einwirkung von Halothan das $CaCl_2$ von 37,0 auf 41,6 mg/100 ml, d. h. um 4,6 mg/100 ml erhöht. Die Ergebnisse dieser Untersuchungen sind aus der Tab. 2 zu ersehen. Der Abfall der Frequenz und die Verminderung des Sauerstoffverbrauches die bei alleiniger Wirkung des Halothan beobachtet werden konnte, treten nicht auf (s. Abb. 3).

b) Der Sauerstoffverbrauch des mit Kalium stillgestellten Herzens unter der Wirkung von Halothan

Es wurden zwei Gruppen untersucht. In der ersten Gruppe wurden 8 Herzen mit KCl stillgestellt und der Sauerstoffverbrauch über eine Stunde in Abständen von 10 Minuten gemessen. Diese Gruppe diente als Vergleichsgruppe für eine zweite Gruppe, in der Halothan zugefügt wurde. In der zweiten Gruppe von 8 Herzen wurde von der 21. min des KCl-Stillstandes ab der Perfusionsflüssigkeit zusätzlich 15 mg Halothan/100 ml Perfundat zugegeben. Die Einzelheiten dieser Untersuchungen zeigt die Tab. 3. Nach 10 Minuten der Einwirkung des Halothan konnte, im Vergleich zu der Gruppe ohne Halothan, ein stärkerer Abfall des Sauerstoffverbrauches beobachtet werden (s. Abb. 4).

Tab. 1 Einwirkung von 15 mg% Halothan auf das isolierte, leerschlagende Rattenherz
Mittelwerte und Standardabweichungen aus Messungen an 10 Herzen
Fr = Herzfrequenz/min, ven = venöser O_2-Druck in mm Hg, AVD = arterio-venöse O_2-Druckdifferenz in mm Hg, $\dot{V}_{O2}$ = Sauerstoffverbrauch in ml/min · 100 g

Halothan	Erste Meßperiode: 0.–10. Minute				Zweite Meßperiode: 11.–20. Minute			
	Fr	ven	AVD	$\dot{V}_{O2}$	Fr	ven	AVD	$\dot{V}_{O2}$
Vor Einwirkung	212 ± 7	329 ± 33	296 ± 33	7,50 ± 0,3	210 ± 7	344 ± 26	292 ± 22	7,20 ± 0,4
Während Einwirkung	175 ± 9	362 ± 16	244 ± 15	5,70 ± 0,4	169 ± 10	255 ± 16	244 ± 15	5,30 ± 0,4
Nach Einwirkung	216 ± 10	339 ± 22	300 ± 25	7,20 ± 0,7	212 ± 11	336 ± 21	307 ± 23	7,30 ± 0,6

Tab. 2 Einwirkung von 15 mg% Halothan bei erhöhter Ca^{++}-Konzentration (von 37 mg% auf 41,6 mg%) auf das isolierte, leerschlagende Rattenherz
Mittelwerte und Standardabweichungen aus Messungen an 6 Herzen
Abkürzungen s. Tab. 1

Halothan + Ca^{++}	Erste Meßperiode: 0.–10. Minute				Zweite Meßperiode: 11.–20. Minute			
	Fr	ven	AVD	$\dot{V}_{O2}$	Fr	ven	AVD	$\dot{V}_{O2}$
Vor Einwirkung	218 ± 8	469 ± 27	173 ± 25	7,30 ± 0,2	208 ± 8	448 ± 30	194 ± 28	7,10 ± 0,3
Während Einwirkung	201 ± 7	446 ± 31	197 ± 25	6,70 ± 0,3	200 ± 7	429 ± 36	211 ± 33	7,20 ± 0,3
Nach Einwirkung	197 ± 8	414 ± 42	221 ± 21	6,60 ± 0,2	189 ± 8	401 ± 33	220 ± 30	6,20 ± 0,4

Die Werte betrugen in der 30. min $2,3 \pm 0,1$ ml/min · 100 g und die der 40. min $1,9 \pm 0,1$ ml/min · 100 g. Nahm man das Halothan aus der Perfusionsflüssigkeit heraus, so stieg der Sauerstoffverbrauch auf $2,4 \pm 0,1$ ml/min · 100 g und war somit fast identisch mit dem Vergleichswert der Gruppe I. Auch der nächste Wert von $2,3 \pm 0,1$ ml/min · 100 g (51.–60. min des Versuches) stimmt mit dem der Vergleichsgruppe gut überein (s. Tab. 3).

c) Der Sauerstoffverbrauch des mit Halothan stillgestellten Herzen

Sechs Herzen wurden mit einer Halothankonzentration von 40 mg% perfundiert. Sie standen nach der Berührung mit dieser Perfusionsflüssigkeit sofort still. Der coronare Durchfluß nahm um fast das Doppelte zu. Die arteriovenöse Sauerstoffdruckdifferenz wurde sehr klein. Der Sauerstoffverbrauch auf diese Weise stillgestellter Herzen betrug (Mittelwert aus 12 Einzelmessungen über eine Zeit von 20 min) im Mittel $2,8 \pm 0,15$ ml/min · 100 g.

Bei 3 Herzen wurde das EKG geschrieben. Trotz des mechanischen Stillstandes erlosch die elektrische Aktivität bei allen 3 Herzen nicht, sie konnte, abgeleitet durch direktes

Tab. 3 Sauerstoffverbrauch in ml/min · 100 g
  Gruppe I: KCl-Stillstand (1,6 g/l); *Gruppe II:* KCl-Stillstand + Halothan (21.–40 min)
  Halothankonzentration = 15 mg/100 ml Perfusionsflüssigkeit

	Meßperioden					
	0.–10. Minute	11.–20. Minute	21.–30. Minute	31.–40. Minute	41.–50. Minute	51.–60. Minute
Gruppe I	$4,10 \pm 0,3$	$3,40 \pm 0,2$	$2,90 \pm 0,1$	$2,30 \pm 0,1$	$2,30 \pm 0,1$	$2,20 \pm 0,1$
Gruppe II	$4,10 \pm 0,1$	$3,70 \pm 0,2$	$2,30 \pm 0,1$	$1,90 \pm 0,1$	$2,40 \pm 0,1$	$2,30 \pm 0,1$

Einstechen der Elektrode in das Herz, weiter registriert werden. Die Abb. 5 zeigt eine solche Registrierung. Ähnliche Beobachtungen bei Einwirkung von Halothan wurden zuerst von ASHER und FREDERICKSON (1962) gemacht.

d) Untersuchungen der Wirkung verschiedener Halothankonzentrationen auf den Coronardurchfluß

Es wurden Untersuchungen an insgesamt 26 Herzen durchgeführt. In der ersten Serie von 8 Herzen haben wir die Wirkung einer Stoßinjektion von 150 gamma Halothan in 1 ccm Perfusionsflüssigkeit untersucht. Wie aus dem Beispiel der Registrierung (Abb. 6) zu ersehen ist, kam es nach dieser Dosis von Halothan zu einer Dilatation der Coronargefäße, gemessen an der Zunahme des Perfusionsvolumens. Die Dauer dieser Dilatation betrug im Mittel $64 \pm 4,6$ sec. Das Perfusionsvolumen ist in dieser Zeit um $59,5 \pm 9$ ml/min · 100 g angestiegen ($n = 16$). Dies bedeutet eine Zunahme des Coronardurchflusses um 13,5% (s. Abb. 10). Unmittelbar nach der Injektion kam es außerdem zu einer Abnahme der Frequenz und der Kontraktionsamplitude. Nach im Mittel $64 \pm 4,6$ sec normalisierten sich die Frequenz, der Coronardurchfluß und die Kontraktionsamplitude wieder.

In der zweiten Serie von Untersuchungen an 8 Herzen (Zahl der Messungen = 16) wurde die Halothankonzentration auf 200 gamma pro 1 ccm Perfusionsflüssigkeit erhöht. Die dilatatorische Wirkung dieser Halothankonzentration erstreckte sich über eine Zeit von 81 ± 5 sec. Das Perfusionsvolumen nahm in dieser Zeit um 266 ± 21 ml/min · 100 g zu. Diese Zunahme des Perfusionsvolumens bedeutet einen Mehrdurchfluß um 41,5% (s. Abb. 10). Die Frequenzabnahme, die Abnahme der Kontraktionsamplitude und auch Extrasystolen waren deutlicher als bei der Injektion von 150 gamma.

In der nächsten Serie wurde die Halothankonzentration auf 400 gamma in 1 ccm Perfusionsflüssigkeit erhöht und diese über eine Zeit von 60 sec an 4 Herzen infundiert (Zahl der Messungen 8). Schon nach einigen Sekunden kam es zu einer starken Zunahme des Perfusionsvolumens, Abnahme der Frequenz und der Kontraktionsamplitude. Bei weiterbestehender Dilatation kam es in der 20. sec der Einwirkung dieser Halothankonzentration zu einem Herzstillstand (s. Abb. 8). Das Perfusionsvolumen nahm in dieser Zeit um 545 ± 61 ml/min · 100 g zu. Diese Zunahme bedeutet einen Mehrdurchfluß um 85% (s. Abb. 10). Nach Abklingen der Halothanwirkung begann die spontane Herzaktion wieder.

An zwei weiteren Herzen haben wir die Halothankonzentration auf 600 gamma in 1 ccm Perfusionsflüssigkeit erhöht und diese injiziert. Es kam nach der Injektion zu einem sofortigen Herzstillstand und im Gegensatz zu den Versuchen mit Konzentrationen von 150 bis 400 gamma zu einer massiven Drosselung des coronaren Durchflusses. Das Perfusionsvolumen sank praktisch auf 0 ab.

Es schien uns zweckmäßig zu sein die beschriebenen Wirkungen von Halothan auch am durch Kaliumchlorid stillgestellten Herzen zu untersuchen, vor allem um die Reaktion des Coronarsystems unter Ruhebedingungen studieren zu können. Wie aus dem Beispiel der Abb. 9 zu ersehen ist, kam es an den durch KCl stillgestellten Herzen im Moment der Injektion des Halothan zu einer Mehrdurchblutung. Die Zunahme des Perfusionsvolumens entsprach der am schlagenden Herzen gemessenen. Die Injektion einer reinen KREBS-HENSELEIT-Lösung zeigte dagegen keine Reaktion.

B. Besprechung der Ergebnisse

Es liegen nur wenige Angaben über den Sauerstoffverbrauch des Herzens unter Einwirkung von Halothan vor. KRANTZ et al. (1958) untersuchten den Sauerstoffverbrauch isolierter Ventrikelfasern der Ratte und fanden bei einer Konzentration von 20 mg% eine Abnahme des Sauerstoffverbrauches um 18,7%. NAYLER (1959) hat am Schildkrötenherzen bei einer Temperatur von 25°C nach Gabe von Halothan eine Abnahme des Sauerstoffverbrauches um etwa 10% gefunden.

Wir wählten eine Konzentration von Halothan, die das Stadium III_{2-3} der Narkose (nach GUEDEL) bewirkt. Sie beträgt nach Angaben von DUNCAN und RAVENTOS (1959) für die Ratte 15 mg% im arteriellen Blut. Eine Konzentration von 20 mg% führt bei Ratten und auch bei Hunden zu einer sehr tiefen Narkose (Narkosestadium III_{3-4}), ein Zustand, den jeder in der Praxis vermeiden wird. Aus den Arbeiten von SEVERINGHAUS und CULLEN (1958), BEATON (1959), DUNDEE et al. (1960) wissen wir, daß das Halothan depressiv auf den Herzmuskel wirkt. Über Ursache und Mechanismus dieser depressiven Wirkung besitzen wir keine genauen Kenntnisse. Man konnte, insbesondere auch nach der zitierten Mitteilung von KRANTZ (1958) vermuten, daß eine primäre Depression des Sauerstoffverbrauches zu einer Herzinsuffizienz führt. Es ist deshalb interessant zu wissen, wie hoch die depressive Wirkung von Halothan auf den Stoffwechsel im chirurgischen Stadium der Narkose ist und wie schnell der Herzmuskel nach Abklingen der Halothanwirkung seinen primären Energieumsatz wieder erreichen kann.

Die Konzentration von 15 mg% Halothan führte bei isolierten, schlagenden Rattenherzen neben der Abnahme des Sauerstoffverbrauches zu einer Verminderung der Fre-

quenz. Da es sich bei unseren Versuchen um isolierte Herzen handelte, konnte ein Einfluß des N. vagus als Ursache der Bradykardie ausgeschlossen werden. Zu einem ähnlichen Schluß kam MORROW (1961b) nach Beobachtungen am Hundeherzen.
Die Abnahme der Frequenz, der Kontraktionsamplitude und des Sauerstoffverbrauches ist immer proportional der Halothankonzentration. Die Abnahme des Sauerstoffverbrauches des schlagenden Herzens kann nicht allein durch eine Abnahme der Frequenz erklärt werden, das zeigt die immer deutliche Abnahme der Kontraktionsamplitude.
Die Herzfrequenz ist unter der Wirkung von 15 mg% Halothan von im Mittel 211/min auf 172/min abgefallen. Unter Verwendung der Regression $Y = 2,84 + 0,0217\,X$, die aus Messungen an unbehandelten Herzen gewonnen wurde (s. Abb. 11) errechnet sich für die Frequenz von 172/min ein »Sollsauerstoffverbrauch« pro Herzschlag von 0,038 ml. Unter der Wirkung von Halothan nimmt der Sauerstoffverbrauch/Herzschlag mit 0,032 ml bei gleicher Frequenz von 172/min deutlich ab, was zusätzlich zu den bereits erhobenen Befunden auf eine depressive Wirkung von Halothan auf den Stoffwechsel des Herzmuskels schließen läßt.
Der Abfall des Sauerstoffverbrauches des stillgestellten Herzens unter der Wirkung von Halothan spricht eindeutig für eine direkte Wirkung auf den Stoffwechsel.
Es ist schon seit langem bekannt, daß die Kontraktilität isolierter Myocardpräparate in einer calciumarmen Salzlösung abnimmt und schließlich ganz erlischt. Das Calciumion ist für die Koppelung zwischen den elektrischen Erregungsprozessen an der Membran und der Kontraktion notwendig. Eine erhöhte Calciumkonzentration kann, wie unsere Versuche gezeigt haben, die Wirkung von Halothan auf die Frequenz und den Sauerstoffverbrauch aufheben. Es wäre deshalb denkbar, daß der Angriffspunkt des Halothan am Mechanismus der elektromechanischen Koppelung zu suchen ist, und zwar im Sinne einer Entkoppelung. Im Gegensatz zu der mechanischen bleibt die elektrische Aktivität bei den elektromechanisch entkoppelten Herzen bestehen.
In einer anderen Reihe von Untersuchungen haben wir den Sauerstoffverbrauch der durch Calciumentzug stillgestellten Herzen untersucht (DUDZIAK und LOCHNER 1965). Der Sauerstoffverbrauch bei dieser Stillstandsart betrug $2,4 \pm 0,13$ ml/min · 100 g und stimmt mit dem bei Halothanstillstand gemessenen ($2,8 \pm 0,15$ ml/min · 100 g) gut überein. FLECKENSTEIN (1964) berichtete, daß Calciumentzug zu einer sogenannten Utilisationsinsuffizienz des Herzmuskels führt, bei der es zu keiner Verminderung der energiereichen Phosphate kommt. Die Eigenschaft eine solche Utilisationsinsuffizienz hervorrufen zu können besitzen nach FLECKENSTEIN auch β-Receptorenblocker und das Halothan. Schlüssige Beweise für diese Annahme wurden noch nicht erbracht.
Auch über die Wirkung von Halothan auf die Coronardurchblutung liegen in der Literatur wenige und recht verschiedene Angaben vor. BRETTSCHNEIDER (1963) und EBERLEIN (1965) berichteten, daß in tiefer Halothannarkose am Hund die Coronardurchblutung sehr gering ist und das die Sauerstoffsättigung im venösen Coronarblut niedrig ist. Dieser Befund könnte für eine Coronarkonstriktion sprechen, er könnte aber auch auf einen niedrigen arteriellen Druck während der Untersuchungsphase zurückzuführen sein. Dagegen fanden LONG und PITTINGER (1958) in Untersuchungen an isolierten Kaninchenherzen eine Zunahme der Coronardurchblutung. Auch in unseren Untersuchungen am Rattenherzen bewirkte das Halothan eine Coronardilatation selbst bei der Injektion einer sehr hohen Dosis von 400 gamma in 1 ccm Perfusionsflüssigkeit. Der Herzmuskel war bei dieser Dosis völlig erschlafft und das Perfusionsvolumen sehr hoch.
Die Frage, ob es sich bei unseren Versuchen um eine direkte dilatatorische Wirkung von Halothan auf die Coronargefäße handelt, oder ob die Dilatation auf einem indirekten Wege entstanden ist, kann nicht eindeutig beantwortet werden. Es wäre denkbar, daß es

durch die Abnahme der Frequenz und damit verbundene Verlängerung der Diastolezeit, sowie durch die Abnahme der Kontraktionskraft zu einem Mehrdurchfluß auf indirektem Wege gekommen ist. Die Untersuchungen am stillgestellten Herzen bei denen es ebenfalls unter der Wirkung von Halothan zu einem Mehrdurchfluß gekommen ist, sprechen aber gegen diese Hypothese.

Eine weitere Erhöhung der Halothandosis auf 600 gamma bewirkte eine maximale Konstriktion der Coronargefäße, wobei der Herzmuskel sich gelblich verfärbte, sich kontrahierte und hart wurde. Dieser Zustand war, soweit die Injektion dieser hohen Halothankonzentration mehr als 30 sec dauerte, nicht mehr reversibel. Sicher handelte es sich hier um eine direkte toxische Wirkung von Halothan.

Wenn unsere Ergebnisse auf das menschliche Herz zu übertragen sind, so könnte der Blutdruckabfall und die Bradykardie im Verlauf einer tiefen Halothannarkose als Folge des Calciumentzuges oder Störungen seiner Permeabilität an der Muskelmembran zu erklären sein. Demnach müßte also eine intravenöse Calciuminjektion zu einer raschen Besserung des Kreislaufes führen. Tatsächlich gelingt uns beim Menschen während der Halothannarkose durch eine Calciuminjektion den durch die Wirkung von Halothan abgesunkenen arteriellen Druck sofort zu heben. Die Dauer dieses Druckanstieges beträgt nach Injektion von 5 bis 10 ml 10%igem Calciumgluconat etwa 5–10 Minuten. Wird das Halothan weiter gegeben, so fällt der Druck allmählich wieder ab, bleibt aber immer über dem Wert vor der Injektion. Wir glauben, daß auch im Verlauf eines Herzstillstandes durch Halothanüberdosierung die intrakardiale Injektion von Calcium eine sinnvolle Therapie darstellen würde. Hier konnten wir keine Erfahrungen bei Menschen sammeln, da wir in der letzten Zeit keinen Herzstillstand durch Halothanüberdosierung erlebt haben. Experimentell läßt sich jedenfalls das durch Halothan stillgestellte isolierte Herz nur durch alleinige Calciumgabe rasch wiederbeleben.

2. Neuroleptanalgesie

Mit der Entwicklung der Neuroleptanalgesie (JANSSEN 1956, DE CASTRO 1959) wurde die moderne Anaesthesie um eine neue Methode bereichert. Ihr Prinzip beruht auf der Anwendung zweier Substanzen, eines Neurolepticums (Dehydrobenzperidol) und eines stark wirksamen Analgeticums (Fentanyl).

Dehydrobenzperidol ist ein vom Tetrahydropyridin abgeleitetes tertiäres Amin. Von allen stark wirksamen Neuroleptica hat Dehydrobenzperidol die kürzeste Wirkungsdauer. Der pharmakologische Effekt wird nach einigen Minuten erreicht und zeichnet sich bei Patienten durch einen Zustand der psychischen Indifferenz und motorischer Ruhe aus. Über die Verteilung von Dehydrobenzperidol im Organismus weiß man sehr wenig. Man weiß nur, daß Dehydrobenzperidol sehr schnell das zentrale Nervensystem, vor allem die subthalamisch und supraspinal gelegenen Zentren erreichen kann. Der Abbau in vivo erfolgt zu 90% durch Hydrolyse, zu 10% wird Dehydrobenzperidol mit dem Urin ausgeschieden (JANSSEN 1966).

1-[3-(4-Fluor-benzoyl)-propyl]-4-(2-oxo-1-benzimid-azolinyl)-1,2,3,6-tetrahydro-pyridin
Strukturformel von Dehydrobenzperidol

1: N-2-Phenyläthyl-4-N-propionyl-anilino-piperidin
Strukturformel von Fentanyl

Fentanyl wurde 1962 von Janssen synthetisiert und ist das bisher stärkste Analgeticum. Fentanyl ist in 1,4-Stellung doppelt substituiertes Piperidinderivat. Schon 0,2–0,3 mg i. v. erzeugen bei Erwachsenen eine völlige Analgesie. Der Gipfeleffekt wird nach 2 bis 3 Minuten erreicht. Wie alle morphinartigen Präparate wirkt Fentanyl stark depressiv auf das Atemzentrum. Die Wirkungsdauer beträgt 20–30 Minuten. Über den Abbaumechanismus von Fentanyl in vivo ist wenig bekannt. Man kann annehmen, daß, wie das für alle tertiären Amine mit Morphinwirkung der Fall ist, Fentanyl hauptsächlich zu Norfentanyl abgebaut wird (Janssen 1966). Dies wird durch Oxydasen, die sich hauptsächlich in der Leber befinden, beschleunigt.

Ein erheblicher Vorteil der Neuroleptanalgesie gegenüber anderen Anaesthesieverfahren liegt in der geringen Beeinflussung wichtiger vitaler Funktionen des Organismus, vor allem des Kreislaufes. Besonders auffallend während der Operation in der Neuroleptanalgesie ist die Stabilität der kardiovaskulären Funktionen, so daß sie von vielen Autoren in den Vordergrund gestellt wird (Henschel 1963, Buhr et al. 1965, Zindler et al. 1964, Lennartz 1965). Die Ursache für die bemerkenswerte Kreislaufstabilität ist unbekannt. Man könnte vermuten, daß die bei der Neuroleptanalgesie angewandten Substanzen keine depressive Wirkung auf den Herzmuskel ausüben, wie das zum Beispiel bei Halothan beobachtet wird, und das deshalb die Arbeit und der Energieumsatz des Herzens nicht wesentlich beeinflußt werden.

Mit den vorliegenden Untersuchungen sollte vor allem geklärt werden, wie sich der Sauerstoffverbrauch der schlagenden Herzen unter der Wirkung von Dehydrobenzperidol und Fentanyl sowie der beiden Substanzen zusammen verhält. Ferner wurden einige Untersuchungen zur Klärung des möglichen Wirkungsmechanismus dieser Substanzen auf den Herzmuskel durchgeführt.

A. Ergebnisse

Es wurden Untersuchungen an insgesamt 62 Rattenherzen durchgeführt. Das Perfusionsvolumen und die arteriovenöse Sauerstoffdruckdifferenz und damit der Sauerstoffverbrauch wurden in Abständen von 10 Minuten gemessen. Die Versuchsdauer betrug 60 Minuten. In den ersten und in den letzten 20 Minuten des Versuches wurden die Herzen mit reiner Perfusionsflüssigkeit perfundiert. In der Zeit zwischen der 20. und 40. Minute wurde der Perfusionsflüssigkeit die jeweils untersuchte Substanz beigemischt.

a) Der Sauerstoffverbrauch der unbeeinflußten Herzen (Kontrollserie)

Die erste Serie von Versuchen an 20 Herzen diente als Vergleichsserie. Die Herzen wurden eine Stunde mit reiner Perfusionsflüssigkeit perfundiert. Die Ergebnisse sind aus der Tab. 4 zu entnehmen.

Der Abfall der Herzfrequenz im Verlauf einer einstündigen Untersuchung wird bei isolierten Herzen immer beobachtet (ARNOLD – persönliche Mitteilung). Es ist anzunehmen, daß im Verlauf der Perfusion das isolierte Herz die eigenen Katecholamine allmählich verliert, was im Effekt eine negativ chronotrope Wirkung zur Folge hat.

Im Verlauf dieser Arbeit wurden einige hundert Daten für die Abhängigkeit zwischen der Frequenz und dem Sauerstoffverbrauch gewonnen. Bei der überwiegenden Zahl der Versuche betrug die Frequenz des Herzens mehr als 180 Schläge/min. Wir wählten daher für die Aufstellung der Regression auch die Untersuchungen, bei denen die Frequenz der unbeeinflußten Herzen niedriger als 180 Schläge/min lag, um den Bereich der Regressionsgeraden möglichst breit zu erfassen.

Für die Abhängigkeit zwischen dem Sauerstoffverbrauch und der Frequenz errechneten wir aus 120 Einzelmessungen eine Regression: $Y = 2{,}84 + 0{,}022 \cdot X$ (s. Abb. 11).

Tab. 4 Herzfrequenz, venöser O_2-Druck (ven), arteriovenöse O_2-Druckdifferenz (AVD) und Sauerstoffverbrauch in ml/min · 100 g ($\dot{V}_{O_2}$) mit der KREBS-HENSELEIT-Lösung perfundierten leerschlagenden Rattenherzen
(Vergleichsserie)

	Meßperioden					
	0.–10. Minute	11.–20. Minute	21.–30. Minute	31.–40. Minute	41.–50. Minute	51.–60. Minute
Herzfrequenz	215 ± 4 $n = 62$	207 ± 5 $n = 62$	196 ± 5 $n = 20$	191 ± 5 $n = 20$	186 ± 5 $n = 20$	184 ± 2 $n = 20$
ven	369 ± 24 $n = 62$	341 ± 22 $n = 62$	295 ± 24 $n = 20$	267 ± 30 $n = 20$	256 ± 27 $n = 20$	245 ± 32 $n = 20$
AVD	289 ± 25 $n = 62$	311 ± 22 $n = 62$	360 ± 18 $n = 20$	385 ± 31 $n = 20$	392 ± 31 $n = 20$	393 ± 31 $n = 20$
$\dot{V}_{O_2}$	$7{,}30 \pm 0{,}02$ $n = 62$	$7{,}14 \pm 0{,}08$ $n = 62$	$7{,}29 \pm 0{,}3$ $n = 20$	$7{,}04 \pm 0{,}3$ $n = 20$	$6{,}84 \pm 0{,}2$ $n = 20$	$6{,}61 \pm 0{,}2$ $n = 20$

b) Der Sauerstoffverbrauch der Herzen unter der Wirkung von Dehydrobenzperidol (0,5 mg/100 ml)

In der zweiten Serie von Messungen wurde an 7 Herzen die Wirkung von Dehydrobenzperidol (0,5 mg/100 ml) untersucht. Die Tab. 5 zeigt die Ergebnisse im einzelnen. Die Frequenzsenkung von im Mittel 211 ± 3/min auf 170 ± 7/min in der ersten Meßperiode und 149 ± 8/min in der zweiten Meßperiode ist statistisch signifikant ($p < 0{,}01$). Der Sauerstoffverbrauch fiel entsprechend der Frequenzabnahme in den beiden Meßperioden ab.

Nach der Reperfusion mit reiner KREBS-HENSELEIT-Lösung kam es in der ersten Meßperiode zu einer weiteren Abnahme des Sauerstoffverbrauches und der Frequenz. In der zweiten Meßperiode stiegen die Frequenz und der Sauerstoffverbrauch gering an.

c) Der Sauerstoffverbrauch der Herzen unter der Wirkung von Fentanyl (0,01 mg/100 ml)

In der dritten Serie von Messungen an 9 Herzen wurde die Wirkung von Fentanyl untersucht. Die Ergebnisse sind in der Tab. 4 zusammengestellt. Die Abnahme des Sauerstoffverbrauches von im Mittel $7{,}14 \pm 0{,}08$ ml/min · 100 g auf $5{,}43 \pm 0{,}3$ ml/min · 100 g in der ersten Meßperiode und 4,83 ± 0,3 ml/min · 100 g in der zweiten Meßperiode war stärker als man bei dem Frequenzabfall auf 166/min und 156/min erwarten konnte. In der Zeit der Einwirkung von Fentanyl kam es außerdem zu Extrasystolen, die nach der Reperfusion mit reiner Perfusionsflüssigkeit nicht mehr auftraten. Der Sauerstoffverbrauch ist nach der Reperfusion mit reiner Perfusionsflüssigkeit weiter auf 4,59 ± 0,3 ml/min · 100 g und 4,13 ± 0,3 ml/min · 100 g abgefallen. Auch die Frequenzabnahme war in den beiden letzten Meßperioden deutlich.

d) Der Sauerstoffverbrauch der Herzen unter der Wirkung einer Mischung
  von Dehydrobenzperidol und Fentanyl
  (0,5 mg/100 ml + 0,01 mg/100 ml = Thalamonal)

In der vierten Serie von Untersuchungen wurden 8 Herzen mit einer Mischung von Dehydrobenzperidol und Fentanyl (Dehydrobenzperidol 0,5 mg/100 ml Fentanyl 0,01 mg/100 ml) perfundiert. Die Ergebnisse dieser Messungen wurden in der Tab. 7 zusammengestellt. Dehydrobenzperidol und Fentanyl haben in der untersuchten Kombination 50:1 praktisch keinen Einfluß auf die Frequenz. Auffallend war der signi-

Tab. 5 Einwirkung von *Dehydrobenzperidol* (0,5 mg/100 ml *Perfusionsflüssigkeit*)
  auf das isolierte, leerschlagende Rattenherz
  Mittelwerte und Standardabweichungen aus Messungen an 7 Herzen
  Abkürzungen s. Tab. 1

Droperidol	Erste Meßperiode: 0.–10. Minute				Zweite Meßperiode 11.–20. Minute			
	Fr	ven	AVD	$\dot{V}_{O_2}$	Fr	ven	AVD	$\dot{V}_{O_2}$
Vor Einwirkung	215 ± 4	369 ± 24	289 ± 25	7,30 ± 0,02	207 ± 5	341 ± 22	311 ± 22	7,14 ± 0,08
Während Einwirkung	170 ± 7	320 ± 41	337 ± 22	6,23 ± 0,5	149 ± 8	297 ± 42	347 ± 24	5,47 ± 0,3
Nach Einwirkung	132 ± 11	235 ± 50	433 ± 10	5,08 ± 0,5	134 ± 10	212 ± 42	463 ± 26	5,20 ± 0,5

Tab. 6 Einwirkung von *Fentanyl* (0,01 mg/100 ml *Perfusionsflüssigkeit*)
  auf das isolierte, leerschlagende Rattenherz
  Mittelwerte und Standardabweichungen aus Messungen an 9 Herzen
  Abkürzungen s. Tab. 1

Fentanyl	Erste Meßperiode: 0.–10. Minute				Zweite Meßperiode 11.–20. Minute			
	Fr	ven	AVD	$\dot{V}_{O_2}$	Fr	ven	AVD	V_{O_2}
Vor Einwirkung	215 ± 4	369 ± 24	289 ± 25	7,30 ± 0,02	207 ± 5	341 ± 22	311 ± 22	7,14 ± 0,08
Während Einwirkung	166 ± 8	137 ± 8	513 ± 12	5,43 ± 0,3	156 ± 5	128 ± 9	516 ± 14	4,83 ± 0,3
Nach Einwirkung	134 ± 12	124 ± 5	516 ± 19	4,59 ± 0,3	119 ± 21	108 ± 5	546 ± 13	4,13 ± 0,3

*Tab. 7 Einwirkung von Dehydrobenzperidol (0,5 mg/100 ml Perfusionsflüssigkeit)
und Fentanyl (0,01 mg/100 ml Perfusionsflüssigkeit)
auf das isolierte, leerschlagende Rattenherz*
Mittelwerte und Standardabweichungen aus Messungen an 7 Herzen
Abkürzungen s. Tab. 1

Droperidol + Fentanyl	Erste Meßperiode: 0.–10. Minute				Zweite Meßperiode: 11.–20. Minute			
	Fr	ven	AVD	$\dot{V}_{O_2}$	Fr	ven	AVD	$\dot{V}_{O_2}$
Vor Einwirkung	215 ± 4	369 ± 24	289 ± 25	7,30 ± 0,02	207 ± 5	341 ± 22	311 ± 22	7,14 ± 0,08
Während Einwirkung	206 ± 4	277 ± 28	379 ± 30	9,29 ± 0,7	191 ± 7	237 ± 21	398 ± 26	8,13 ± 0,7
Nach Einwirkung	182 ± 7	168 ± 17	467 ± 19	7,47 ± 0,7	184 ± 6	148 ± 19	483 ± 21	8,52 ± 0,8

*Tab. 8 Einwirkung von Dehydrobenzperidol (0,5 mg/100 ml Perfusionsflüssigkeit)
und Fentanyl (0,01 mg/100 ml Perfusionsflüssigkeit)
mit einem Zusatz von Propranolol (0,1 mg/100 ml Perfusionsflüssigkeit)
auf das isolierte, leerschlagende Rattenherz*
Mittelwerte und Standardabweichungen aus Messungen an 8 Herzen
Abkürzungen s. Tab. 1

Droperidol + Fentanyl + Propranolol	Erste Meßperiode: 0.–10. Minute				Zweite Meßperiode 11.–20. Minute			
	Fr	ven	AVD	$\dot{V}_{O_2}$	Fr	ven	AVD	$\dot{V}_{O_2}$
Vor Einwirkung	215 ± 4	369 ± 24	289 ± 25	7,30 ± 0,02	207 ± 5	341 ± 22	311 ± 22	7,14 ± 0,08
Während Einwirkung	182 ± 9	206 ± 36	388 ± 23	5,84 ± 0,3	177 ± 7	201 ± 39	384 ± 24	5,28 ± 0,3
Nach Einwirkung	171 ± 7	167 ± 39	401 ± 45	5,20 ± 0,5	169 ± 6	136 ± 30	449 ± 18	5,35 ± 0,3

fikante Anstieg des Sauerstoffverbrauches ($p < 0,01$) und die Vergrößerung der arteriovenösen Sauerstoffdruckdifferenz. Auch nach der Reperfusion mit reiner Lösung blieb der Sauerstoffverbrauch erhöht.

e) Der Sauerstoffverbrauch der Herzen unter der Wirkung von Dehydrobenzperidol und Fentanyl (0,5 mg/100 ml + 0,01 mg/100 ml) mit einem Zusatz von Propranolol (100 gamma/100 ml)

Um der Ursache des Anstieges des Sauerstoffverbrauches nachzugehen, wurde in der nächsten Serie von Untersuchungen an 6 Herzen der Kombination Dehydrobenzperidol + Fentanyl (Versuchsserie d) zusätzlich Propranolol (Dociton) - ein β-Receptorenblocker - in einer Konzentration von 100 gamma/100 ml beigemischt. Wie aus der Tab. 8 und Abb. 12 zu ersehen ist, konnte der unter der alleinigen Wirkung von Dehydrobenzperidol und Fentanyl (Versuchsserie d) zu beobachtende Anstieg des

Sauerstoffverbrauches durch die β-Receptorenblockade vollständig aufgehoben werden. Wie aus der Abb. 12, die den zeitlichen Ablauf der Versuche zeigt, zu ersehen ist, lag der Sauerstoffverbrauch zwischen dem in der Versuchsserie a und Versuchsserie b gemessenen.

f) Der Sauerstoffverbrauch der Herzen unter der Wirkung von Propranolol
(100 gamma/100 ml)

An 6 Herzen wurde die Wirkung von Propranolol auf den Sauerstoffverbrauch der Herzen untersucht. Es kam zu einer geringen Abnahme der Frequenz, von im Mittel 211 ± 3/min auf 189 ± 6/min in der ersten Meßperiode und 184 ± 8/min in der zweiten Meßperiode. Der Sauerstoffverbrauch fiel von 7,14 ± 0,08 ml/min · 100 g auf 6,75 ± 0,3 ml/min · 100 g und 6,67 ± 0,4 ml/min · 100 g (s. Abb. 12 und 13).

g) Der Sauerstoffverbrauch der Herzen unter der Wirkung von Dehydrobenzperidol und Fentanyl (0,5 mg/100 ml + 0,01 mg/100 ml) an mit Reserpin vorbehandelten Ratten

Eine weitere Versuchsserie wurde an 6 Ratten durchgeführt, die 2 Tage mit einer Dosis von 1 mg/kg Reserpin i.m. vorbehandelt waren. Am dritten Tag wurden die Herzen wiederum mit der Kombination Dehydrobenzperidol + Fentanyl (wie in der Serie d) perfundiert. Wie in der Serie mit Propranolol konnte auch bei den mit Reserpin vorbehandelten Ratten kein Anstieg des Sauerstoffverbrauches des Herzens beobachtet werden. Die Werte des Sauerstoffverbrauches und der Frequenz in diesen Serien waren fast identisch (vgl. Tab. 8 und 9). Sie liegen in der Mitte zwischen den Versuchen unter alleiniger Wirkung von Dehydrobenzperidol (Versuchsserie a) und von Fentanyl (Versuchsserie b).

Tab. 9 Einwirkung von Dehydrobenzperidol (0,5 mg/100 ml *Perfusionsflüssigkeit*)
 und Fentanyl (0,01 mg/100 ml *Perfusionsflüssigkeit*)
 auf das mit Reserpin vorbehandelte, leerschlagende Rattenherz
 Mittelwerte und Standardabweichungen aus Messungen an 6 Herzen
 Abkürzungen s. Tab. 1

Droperidol + Fentanyl nach Reserpin	Erste Meßperiode: 0.–10. Minute				Zweite Meßperiode: 11.–20. Minute			
	Fr	ven	AVD	$\dot{V}_{O_2}$	Fr	ven	AVD	$\dot{V}_{O_2}$
Vor Einwirkung	215 ± 7	224 ± 17	298 ± 14	6,52 ± 0,1	203 ± 1	143 ± 17	368 ± 27	6,35 ± 0,7
Während Einwirkung	177 ± 5	157 ± 30	348 ± 22	5,61 ± 0,7	161 ± 16	128 ± 11	375 ± 25	5,26 ± 0,7
Nach Einwirkung	173 ± 18	72 ± 12	426 ± 15	5,04 ± 0,7	175 ± 14	74 ± 11	420 ± 18	4,87 ± 0,7

B. Besprechung der Ergebnisse

Der Gesamtsauerstoffverbrauch eines isolierten, mit konstantem Druck perfundierten, leerschlagenden Rattenherzens setzt sich aus dem Ruheverbrauch und dem Verbrauch für die entsprechende Frequenz zusammen. Die Abhängigkeit des Sauerstoffverbrauches von der Frequenz ist linear (HOFFMEISTER et al. 1958). Die Extrapolation auf die Frequenz Null ergibt den Ruhesauerstoffverbrauch. Der, aus den Messungen der Vergleichsserie (s. Tab. 4) von uns so errechnete Ruhesauerstoffverbrauch beträgt 2,84 ml/min · 100 g (s. Abb. 11). ARNOLD (1965) fand an isolierten mit KCl bei einer Temperatur von 34°C stillgestellten Rattenherzen einen Sauerstoffverbrauch von 2,77 ml/min · 100 g (Mittelwert aus Messungen über eine Zeit von 60 Minuten), der mit dem von uns errechneten sehr gut übereinstimmt. Mit Hilfe der Regression $Y = 2,84 + 0,022\,X$ konnten wir für jede Herzfrequenz den dazugehörigen Sauerstoffverbrauch errechnen und den so gewonnenen Wert mit dem unter der Wirkung von Dehydrobenzperidol oder Fentanyl, bei gleicher Frequenz gemessenen, vergleichen.

Unter der Wirkung von Dehydrobenzperidol ist die Frequenz von im Mittel 211/min auf 159/min abgefallen ($p < 0,01$). Diese Abnahme der Frequenz wurde von einem Abfall des Sauerstoffverbrauches begleitet (s. Tab. 5). An einem unbehandelten leerschlagenden Herzen errechnet sich für die Frequenz von 159/min ein Sauerstoffverbrauch pro Herzschlag ($\dot{V}_{O_2}$/Fr.) von 0,039 ml (s. Abb. 14). Unter der Wirkung von Dehydrobenzperidol ist dieser Wert bei gleicher Frequenz mit 0,037 ml nur unwesentlich verändert, und wir kommen zu der Aussage, daß das Dehydrobenzperidol keine depressive Wirkung auf den Sauerstoffverbrauch ausübt.

Bei Fentanyl ist der Abfall des Sauerstoffverbrauches nicht durch die Frequenz bedingt. Die Tatsache, daß der Sauerstoffverbrauch pro Herzschlag mit 0,031 ml gegenüber dem bei Dehydrobenzperidol gemessenen deutlich abnimmt, läßt vermuten, daß das Fentanyl direkt depressiv auf den Sauerstoffverbrauch des Herzmuskels wirkt. Die Abnahme des Sauerstoffverbrauches um 21% ist statistisch signifikant ($p < 0,01$).

Die Abnahme der Frequenz die unter der Wirkung von Dehydrobenzperidol an isolierten Herzen regelmäßig auftrat wird bei Menschen nicht beobachtet. Es kommt vielmehr zu einer Mehrdurchblutung der peripheren Gefäße, zu einem Blutdruckabfall und einer Tachykardie (BUHR und HENSCHEL 1964, CORSSEN et al. 1964). SCHAPER (1963) konnte ähnliche Beobachtungen in Experimenten an Hunden machen. Die Tachykardie wird mit der reflektorischen Wirkung der Pressoreceptoren als Antwort auf die periphere Vasodilatation und dem daraus resultierenden Blutdruckabfall erklärt. Die Beobachtungen von YELNOSKY (1964), JANSSEN (1963) und SCHAPER et al. (1963), daß Dehydrobenzperidol die Wirkung von Adrenalin auf den Blutdruck weitgehend aufheben kann und die deutliche periphere Vasodilatation lassen vermuten, daß diese Substanz die Eigenschaft eines α-Blockers besitzt in dem von AHLQUIST (1948) definierten Sinne. Die Mehrdurchblutung die unter alleiniger Wirkung von Dehydrobenzperidol in der Peripherie zu beobachten ist, tritt am isolierten Herzen nicht auf. Wir konnten in den Versuchen keine wesentlichen Änderungen des coronaren Durchflusses während der Wirkung dieser Substanzen feststellen. Auch der coronarvenöse Sauerstoffdruck änderte sich nur unwesentlich. Die Tatsache, daß eine α-Receptor blockierende Substanz keinen Einfluß auf das coronare Perfusionsvolumen hat, bestätigt die Annahme, daß das Coronarbett keine oder nur sehr wenige α-Receptoren enthält (HIRCHE 1965).

Die Wirkungsdauer des Dehydrobenzperidol aber auch des Fentanyl ist auffallend lang. Aus der Abb. 12 ist zu ersehen, daß nach der Reperfusion der Sauerstoffverbrauch den Ausgangswert nicht erreicht hat, er fiel sogar noch etwas ab. Man muß also annehmen, daß sowohl Dehydrobenzperidol als auch Fentanyl an der Herzmuskelzelle haften und noch lange nach Absetzen der Substanzen wirksam sind. Diese Eigenschaft wird bei flüchtigen Narkotika wie zum Beispiel Halothan nicht beobachtet (s. Abb. 3).

Zur praktischen Durchführung der Neuroleptanalgesie werden Dehydrobenzperidol und das Fentanyl entweder nacheinander oder als Mischung im Verhältnis 50:1 (Thalamonal, Inovan) intravenös injiziert. Es fällt dabei auf, daß das Verhalten einiger Kreislaufgrößen wesentlich anders ist, als bei alleiniger Anwendung von Dehydrobenzperidol oder Fentanyl. Aus den Arbeiten von YELNOSKY et al. (1963), CORSSEN et al. (1964) und HENSCHEL (1963) kann entnommen werden, daß zum Beispiel die positiv chronotropen Effekte des Dehydrobenzperidol bei gleichzeitiger Anwesenheit von Fentanyl nicht zum Ausdruck kommen.

Auch der unter alleiniger Anwendung von Dehydrobenzperidol gemessene Blutdruckabfall wird während der Neuroleptanalgesie nicht, oder selten beobachtet. Im Gegenteil, es kommt zu einem Blutdruckanstieg, obwohl gleichzeitig die periphere Durchblutung bis 250% zunimmt (YELNOSKY 1963). Der Anstieg der peripheren Durchblutung wird von YELNOSKY (1963) damit erklärt, daß Fentanyl die vasodilatatorische Wirkung von Dehydrobenzperidol zu potenzieren vermag.

Über den Mechanismus dieser »potenzierenden Wirkung« besitzen wir keine genauen Kenntnisse. Auch für den Ursprung der bemerkenswerten Kreislaufstabilität, die klinisch vor allem durch einen konstanten, wenig veränderten Blutdruck zum Ausdruck kommt, findet man in der Literatur keine Erklärung.

Der Anstieg des Sauerstoffverbrauches und der geringe Abfall der Frequenz des Herzens unter der gleichzeitigen Wirkung von Dehydrobenzperidol und Fentanyl lassen eine Beeinflussung des Stoffwechsels vermuten. Wir haben angenommen, daß es sich hier um eine Mobilisierung der herzeigenen sympathischen Überträgerstoffe handelt.

Es ist bekannt, daß eine einfache Entnervung oder Isolierung des Herzens nicht genügt, um das Myocard von sympathischen Einflüssen zu befreien. Das Myocard enthält schon natürlicherweise große Mengen an gespeicherten sympathischen Überträgerstoffen, insbesondere Noradrenalin (HOLTZ et al. 1951, MUSCHOLL 1959 und FLECKENSTEIN 1964). Selbst ein kleiner isolierter Papillarmuskel steht noch stundenlang unter dem natürlichen Antrieb seiner eigenen sympathischen Überträgerstoffe (FLECKENSTEIN et al. 1963). Die im Gewebe gespeicherten Monoamine werden zum großen Teil durch Monoamino-Oxydase (MAO) abgebaut. Bei hochgradiger Hemmung dieses Fermentes kommt es zu einer Vermehrung endogener Amine wie zum Beispiel Adrenalin. Andererseits wissen wir, daß Medikamente wie zum Beispiel Reserpin den natürlichen Gehalt des Myocards an sympathischen Überträgerstoffen nach genügender Vorbehandlung beträchtlich senken (BERTLER et al. 1956). Schließlich ist es auch möglich, durch die Anwendung der sogenannten β-Receptoren-Blocker die Wirkung der sympathischen Überträgerstoffe am Myocard akut zu neutralisieren.

Wenn unsere Hypothese, daß Dehydrobenzperidol und Fentanyl eine Mobilisierung der sympathischen Überträgerstoffe (Noradrenalin) im Herzmuskel bewirken, richtig ist, so dürfte nach Zugabe eines β-Receptor-Blockers oder nach genügender Vorbehandlung mit Reserpin der stoffwechselsteigernde Effekt nicht mehr auftreten. Wie aus den Abb. 12 und 13 zu ersehen ist, tritt nach Vorbereitung mit Reserpin oder einer Gabe von Propranolol kein Anstieg des Sauerstoffverbrauches mehr ein, sondern ein Abfall, der dem unter alleiniger Wirkung von Dehydrobenzperidol oder Fentanyl gemessenen fast genau entspricht. Dies betrifft auch die Frequenz und das Perfusionsvolumen. Alleinige Anwendung eines β-Receptor-Blockers ohne Fentanyl und Dehydrobenzperidol führt nur zu einer geringen Abnahme des Sauerstoffverbrauches und der Frequenz.

Auf Grund der beschriebenen Befunde erscheint es möglich, daß es unter der Wirkung von Dehydrobenzperidol und Fentanyl in einer Mischung von 50:1 (0,5 mg/100 ml + 0,01 mg/100 ml) zu einer Mobilisierung der herzmuskeleigenen sympathischen Überträgerstoffe, nämlich des Noradrenalin kommt. Die positiv inotrope Wirkung von Noradrenalin führt zu einer Zunahme der Kontraktionskraft des Herzmuskels und dadurch zu einem Anstieg des Sauerstoffverbrauches.

3. Propanidid

Auf der Suche nach einem besonders kurz wirkenden und nachwirkungsfreien Narkosemittel wurde 1957 von Thuillier und Domenjoz über eine interessante chemische Verbindung: 2-Methoxy-4-allyl-phenoxyessigsäure-N,N-diäthylamid (G 29505) berichtet. Dieses unter dem Namen »Estil« in Deutschland eingeführte Ultrakurznarkotikum zeichnet sich durch starke narkotische Wirkung, einen sehr schnellen Rückgang der narkotischen Effekte und eine kurzdauernde Stimulierung der Atmung aus. Obwohl inzwischen – wegen Unverträglichkeitserscheinungen von seiten der Niere und an den Gefäßen, vor allem bei versehentlicher intraarterieller Injektion – aus dem Handel zurückgezogen, war G 29505 der Anfang einer neuen Entwicklung auf dem Gebiet der Ultrakurznarkotika. Durch den Ersatz einer Diäthylgruppe in der alten Grundverbindung durch eine Estergruppe gelang Hiltmann et al. (1960) ein Kurznarkotikum zu synthetisieren, das sich in vivo durch rasche Hydrolyse zu wenig oder nicht toxischen Spaltprodukten abbauen ließ. In zahlreichen tier- und klinischen Prüfungen erprobt, wurde dieses Ultrakurznarkotikum 1965 offiziell in die Klinik eingeführt.

$OCH_2-CO-N(C_2H_5)_2$

$-OCH_3$

$CH_2-COO\ n\ C_3H_7$

3-Methoxy-4(N,N,-diäthylcarbamoyl-methoxy)-phenylessigsäure-*n*-propylester
Strukturformel von Propanidid

Die narkotische Wirkung von Propanidid ist kurz und beträgt bei einer Dosis von 500 mg i. v. bei Erwachsenen 3–7 Minuten. Während der ersten Minuten der Narkose kommt es zu einem Blutdruckabfall, einer Tachykardie und einem Anstieg des Herzminutenvolumens. Innerhalb von 1 bis 2 weiteren Minuten normalisieren sich mit der abklingenden Wirkung von Propanidid die Herzfrequenz und das HZV wieder (Doenicke et al. 1965, Henschel und Buhr 1965, Podlesch und Zindler 1965). Ähnliche Beobachtungen wurden bei Versuchstieren von Wirth und Hoffmeister (1965) gemacht. Nach diesen Autoren wird der oft erhebliche Blutdruckabfall durch die Herabsetzung der Volumenelastizität des arteriellen Windkessels und Verminderung des peripheren Widerstandes hervorgerufen. Henschel und Buhr (1965) vertreten die Ansicht, daß der Blutdruckabfall auf eine direkte Wirkung des Wirkstoffes auf die zentralvenöse Kreislaufregulation zurückzuführen sei (Langrehr 1965). Hinsichtlich einer direkten Wirkung des Propanidid auf den Herzmuskel finden sich in der Literatur keine Angaben. Es wäre denkbar, daß neben der vasodilatatorischen Wirkung von Propanidid eine Beeinflussung des oxydativen Stoffwechsels des Herzens für den vorübergehenden Blutdruckabfall eine Rolle spielt. Um dieser Frage nachzugehen, haben wir die Wirkung von verschiedenen Propanididkonzentrationen auf den Sauerstoffverbrauch und den Coronardurchfluß des Herzens untersucht. Darüber hinaus wurde auf gleiche Weise die Wirkung des Lösungsvermittlers Cremophor EL untersucht. Cremophor EL ist ein Emulgator zur Herstellung gut verträglicher Lösungen von Propanidid. Cremophor EL wird durch Äthoxylieren von Ricinusöl hergestellt und enthält im Mittel auf 1 Mol Ricinolsäuretriglycerid das den Hauptbestandteil des Ricinusöl ausmacht, 40 Mol Äthylenoxyd. Bei Verwendung von 20%igem Cremophor EL lassen sich klare wäßrige Lösungen herstellen.

A. Ergebnisse

Es wurden Untersuchungen an insgesamt 36 Rattenherzen durchgeführt, und zwar mit Propanididkonzentrationen von 5 mg%, 10 mg% und 20 mg% sowie einer Cremophor EL-Konzentration von 60 mg%. In den ersten 20 min nach der Isolierung wurden die Herzen zunächst mit normaler, d. h. wirkstofffreier KREBS-HENSELEIT-Lösung perfundiert. Anschließend folgte eine 10–20minütige Periode der Perfusion mit wirkstoffhaltiger Lösung. Nach spätestens 20 min wurden die Herzen wieder mit reiner KREBS-HENSELEIT-Lösung perfundiert.

a) Der Sauerstoffverbrauch und der Coronardurchfluß des Herzens
   unter der Wirkung von 5 mg% Propanidid

Die Untersuchungen wurden an insgesamt 10 Herzen durchgeführt. Unter der Wirkung dieser Propanididkonzentration änderte sich die Herzfrequenz praktisch nicht; sie betrug nach 10 min der Einwirkung 204 ± 8/min und nach 20 min 197 ± 10/min. Der Sauerstoffverbrauch stieg in der ersten Meßperiode auf $9{,}13 \pm 0{,}2$ ml/min · 100 g und fiel in der zweiten Meßperiode wieder auf den Ausgangswert von $7{,}45 \pm 0{,}6$ ml/min · 100 g zurück. Die anschließende Reperfusion mit wirkstofffreier Lösung brachte keine Änderungen des Sauerstoffverbrauches und der Frequenz.
Der coronare Durchfluß stieg unter der Wirkung von 5 mg% Propanidid von im Mittel 725 ± 49 ml/min · 100 g auf 1145 ± 51 ml/min · 100 g (158% des Ausgangswertes) an, fiel aber in der zehnten Minute auf 665 ± 34 ml/min · 100 g wieder ab (s. Abb. 15).

b) Der Sauerstoffverbrauch und der Coronardurchfluß des Herzens
   unter der Wirkung von 10 mg% Propanidid

Unter der Wirkung dieser Propanididkonzentration kam es in der ersten Minute zu einer Abnahme der Herzfrequenz von im Mittel 214 ± 8/min auf 168 ± 10/min ($p < 0{,}01$) ($n = 10$). Der Sauerstoffverbrauch fiel in den ersten 10 min von im Mittel $7{,}25 \pm 0{,}02$ ml/min · 100 g auf $7{,}00 \pm 0{,}6$ ml/min · 100 g nur gering ab. Nach anschließender Reperfusion mit reiner Lösung kam es sofort zu einem Anstieg der Frequenz auf 215 ± 9/min und des Sauerstoffverbrauches auf $7{,}45 \pm 0{,}5$ ml/min · 100 g.

5 Herzen wurden weiter über eine Zeit von insgesamt 20 min mit der untersuchten Propanididkonzentration perfundiert. Der Sauerstoffverbrauch, gemessen in der zwanzigsten Minute des Versuches betrug $5{,}23 \pm 0{,}6$ ml/min · 100 g. Nach der anschließenden Reperfusion mit reiner KREBS-HENSELEIT-Lösung ist der Sauerstoffverbrauch nach 10 min auf $6{,}10 \pm 0{,}5$ ml/min · 100 g und nach 20 min auf $7{,}30 \pm 0{,}7$ ml/min · 100 g angestiegen. Die Herzfrequenz normalisierte sich ebenso schnell wie der Sauerstoffverbrauch, sie betrug 183 ± 14/min in der zehnten Minute und 215 ± 9/min in der zwanzigsten Minute. Der Coronardurchfluß unter der Wirkung von 10 mg% Propanidid ist auf der Abb. 15 dargestellt. Die Zunahme des Durchflusses um 178% des Ausgangswertes war deutlich ($p < 0{,}001$) jedoch nicht so stark wie bei der Konzentration von 20 mg%. Auch die in der zehnten Minute der Einwirkung gemessene Abnahme des coronaren Durchflusses um 8% war geringer als die bei 20 mg% Propanididkonzentration.

c) Der Sauerstoffverbrauch und der Coronardurchfluß des Herzens
   unter der Wirkung von 20 mg% Propanidid

Unter der Wirkung von Propanidid in einer Konzentration von 20 mg/100 ml Perfusionsflüssigkeit kam es nach 81 ± 8 sec zu einem Herzstillstand. Die Vorhöfe schlugen noch bis 2,5 min weiter. Der Sauerstoffverbrauch des Herzens fiel in den ersten 10 min des Stillstandes von im Mittel $7{,}25 \pm 0{,}02$ ml/min · 100 g ($n = 72$) am schlagenden Herzen auf $5{,}20 \pm 0{,}3$ ml/min · 100 g ($n = 10$) am stillgestellten Herzen. 5 Herzen wurden anschließend an diese 10minütige Meßperiode wieder mit reiner Perfusionsflüssigkeit perfundiert. Sie begannen schon nach im Mittel 12 sec wieder zu schlagen, wobei der Sauerstoffverbrauch auf $7{,}10 \pm 0{,}4$ ml/min · 100 g nach 10 min und $7{,}41 \pm 0{,}5$ ml/min · 100 g nach 20 min anstieg. An 5 Herzen wurde der Herzstillstand um weitere 10 min verlängert. Der Sauerstoffverbrauch fiel in dieser Meßperiode von $5{,}20 \pm 0{,}3$ ml/min · 100 g auf $3{,}20 \pm 0{,}2$ ml/min · 100 g ab. Nach der anschließenden Reperfusion mit einer reinen KREBS-HENSELEIT-Lösung begannen die Herzen nach 139 ± 24 sec zu schlagen. Der Sauerstoffverbrauch ist nach 10 min auf $5{,}45 \pm 0{,}3$ ml/min · 100 g und nach 20 min auf $6{,}80 \pm 0{,}5$ ml/min · 100 g angestiegen. Die Herzaktionen waren regelmäßig, es traten keine Extrasystolen auf.

Der Coronardurchfluß unter der Wirkung von Propanidid in der beschriebenen Konzentration wurde in Abständen von 1 min gemessen. Die Ergebnisse dieser Untersuchungen sind auf der Abb. 15 dargestellt. Unmittelbar nach der Einwirkung dieser Propanididkonzentration kam es zu einer Zunahme des coronaren Durchflusses auf 242% des Ausgangswertes ($p < 0{,}001$). Dieser Anstieg dauerte 2 min. Ab der dritten Minute der Einwirkung nahm der coronare Durchfluß wieder allmählich ab und betrug in der zehnten Minute nur 53% des Ausgangswertes. In der zwanzigsten Minute sank das Perfusionsvolumen auf 41% des Ausgangswertes ab.

Mit der Zunahme des coronaren Durchflusses in den ersten 2 min des Versuches kam es gleichzeitig zu einem Anstieg des coronarvenösen Sauerstoffpartialdruckes. Die arteriovenöse Sauerstoffdruckdifferenz, gemessen in Stichproben, betrug etwa 100 mm Hg.

Tab. 10 *Einwirkung von verschiedenen Propanididkonzentrationen und des Lösungsvermittlers Cremophor EL auf das isolierte leerschlagende Rattenherz*
Zeit der Untersuchung = 10 min
Mittelwerte und Standardabweichungen aus Messungen an 36 Herzen
Abkürzungen s. Tab. 1

Wirkstoff	Fr	ven	AVD	$\dot{V}_{O_2}$
Propanidid 20 mg% $n = 10$	0 nach 81 ± 8 sec	374 ± 8	248 ± 14	$5{,}20 \pm 0{,}3$
Propanidid 10 mg% $n = 10$	168 ± 10	275 ± 25	370 ± 13	$7{,}00 \pm 0{,}6$
Propanidid 5 mg% $n = 10$	204 ± 7	244 ± 26	449 ± 16	$9{,}13 \pm 0{,}7$
Cremophor EL 60 mg% $n = 6$	168 ± 7	180 ± 26	514 ± 17	$6{,}57 \pm 0{,}7$

d) Der Sauerstoffverbrauch und der Coronardurchfluß des Herzens unter der Wirkung von Cremophor EL 60 mg%

Die Untersuchungen wurden an 6 Herzen durchgeführt. Unmittelbar nach der Einwirkung kam es zu einer Abnahme der Frequenz von im Mittel 214 ± 8/min auf 168 ± 7/min. Der Sauerstoffverbrauch fiel in dieser Meßperiode entsprechend der Abnahme der Frequenz von im Mittel 7,25 ± 0,02 ml/min · 100 g auf 6,57 ± 0,7 ml/min · 100 g ab. Schon in der ersten Minute der Einwirkung von Cremophor EL kam es zu einer starken Abnahme des Perfusionsvolumens das in der zehnten Minute der Einwirkung 57% des Ausgangswertes betrug. In der zwanzigsten Minute betrug der Coronardurchfluß nur noch 37,5% des Ausgangswertes. Der zeitliche Ablauf dieser Untersuchung ist in Abb. 15 dargestellt. Die Ergebnisse der Untersuchungen des Sauerstoffverbrauches, des coronarvenösen Sauerstoffpartialdruckes und der arteriovenösen Sauerstoffdruckdifferenz in den ersten 10 min der Einwirkung von Cremophor EL sind in der Tab. 10 zusammengestellt.

B. Besprechung der Ergebnisse

Angaben über den Sauerstoffverbrauch des isolierten leerschlagenden Herzens sowie über die Größe der Coronardurchblutung während einer Propanididkurznarkose finden sich in der Literatur nicht. Nach der Mitteilung von WIRTH und HOFFMEISTER (1965) wissen wir nur, daß es beim Hund nach einer intravenösen Injektion von 5 mg Propanidid pro kg zu einer Zunahme der Coronardurchblutung für die Dauer von 1 bis 3 min kommt. Die Sättigung des coronarvenösen Blutes änderte sich bei diesem Versuch nach Angaben der Autoren nicht. Anlehnend an das Ficksche Prinzip kann aus dieser Mitteilung entnommen werden, daß es unter der verabreichten Propanididgabe zu einer Zunahme des Sauerstoffverbrauches des Herzens gekommen ist. Der Sauerstoffverbrauch anderer Organe wie der Leber oder der Niere ist nach Mitteilung von PÜTTER (1965) während der Einwirkung von Propanidid unverändert.

Unsere Versuche haben gezeigt, daß der Sauerstoffverbrauch des Herzens von der angewandten Propanididkonzentration abhängig ist. In den untersuchten Konzentrationen war diese Abhängigkeit linear, wobei mit abnehmender Konzentration des Propanidid ein Anstieg des Sauerstoffverbrauches des Herzens gemessen wurde. Eine Konzentration von 20 mg% Propanidid führte innerhalb einiger Sekunden zu einem Herzstillstand, bei dem zumindest in den ersten 10 min der Sauerstoffverbrauch auffallend hoch war, wobei der Herzstillstand vollständig war. Diese Konzentration wird klinisch auch bei einer schnellen Injektion von 500 mg Propanidid i.v. nicht erreicht und hat deshalb nur einen theoretischen Wert.

Es sei an dieser Stelle erwähnt, daß ein fast identisch großer Stillstandumsatz (5,30 ± 0,18 ml/min · 100 g) in den ersten 10 min einer Kardioplegie mit 1% Procain gemessen werden konnte (DUDZIAK und LOCHNER 1965). Es ist bekannt, daß Propanidid eine starke lokalanaesthetische Wirkung besitzt und daß seine oberflächenanaesthetischen Eigenschaften 2- bis 3mal stärker als die des Procain sind. Es wäre deshalb denkbar, daß der Wirkungsmechanismus des Propanidid auf den Herzmuskel mit dem des Procain verglichen werden kann. Schlüssige Beweise für diese Vermutung konnten wir nicht erbringen.

Bei den vorausgegangenen Untersuchungen mit Halothan (15 mg%) und Fentanyl (0,01 mg%) konnte während der Einwirkung der beiden Stoffe immer eine deutliche Abnahme des Sauerstoffverbrauches pro Herzschlag ($\dot{V}_{O_2}$/Fr) gemessen werden. Unter Verwendung der Regression $Y = 2,84 + 0,0217 \cdot X$ errechnet man für eine Frequenz von 168/min (diese Frequenz wurde bei der Einwirkung von 10 mg% Propanidid – s. Tab. 10 – gemessen) einen »Sollsauerstoffverbrauch« von 0,038 ml O_2/Herzschlag. Während der Einwirkung von 10 mg% Propanidid ist der Sauerstoffverbrauch pro Herzschlag um 10%, d. h. auf 0,042 ml O_2 angestiegen. Dieser Anstieg ist statistisch nicht signifikant ($p > 0,5$). Für die Propanididkonzentration von 5 mg% ist der Anstieg des $\dot{V}_{O_2}$/Fr mit +19% des Ausgangswertes noch deutlicher. Dieser Anstieg ist statistisch signifikant ($p < 0{,}01$). Bei den Untersuchungen des Lösungsvermittlers Cremophor EL 60 mg% traten keine Änderungen des Sauerstoffverbrauches pro Herzschlag auf.

Nach einer intravenösen Injektion wird das Propanidid in vivo schon innerhalb von etwa 3 Minuten zur Hälfte abgebaut und verliert nach drei weiteren Minuten seine narkotischen Eigenschaften. Diese schnelle Aktivitätsabnahme wird durch die hohe fermentative Kapazität des Blutplasmas und der Leber erklärt. Beide sind in der Lage durch hydrolytische Spaltung der Esterbindung, Propanidid zu der entsprechenden freien Säure der 3-Methoxy-N,N-diäthylcarbamoylmethoxy-phenylessigsäure abzubauen. Außer im Blutplasma und der Leber konnte in keinem weiteren Organ, auch nicht im Herzen (Untersuchungen an Kaninchen- und Rattenherzen – PÜTTER 1965), ein fermentativer Abbau von Propanidid nachgewiesen werden. Daraus ergibt sich, daß in den von uns durchgeführten Untersuchungen die angewandte Propanididkonzentration nach der Berührung mit dem Herzmuskel sich nicht ändern konnte.

Welche Propanididkonzentration ist in der ersten Minute der Kurznarkose im Coronarblut überhaupt zu erwarten? Setzt man ein Herzminutenvolumen von 4,5 l voraus, so errechnet man für eine intravenöse Dosis von 500 mg Propanidid – zuerst ohne Berücksichtigung der fermentativen Kapazität des Blutes – eine Konzentration von etwa 12 mg%. Hinsichtlich der Spaltungsgeschwindigkeit des Blutes wissen wir aber, daß die im Blut für den halben Umsatz benötigte Zeit ($t\ 1/2$) etwa 14 min beträgt (PÜTTER 1965 – Versuche mit Organen in vitro). Dies würde bedeuten, daß das in den linken Ventrikel kommende Blut 10–11 mg% Propanidid enthalten müßte. Erst die erste Passage durch die Leber, deren fermentative Kapazität 15mal größer als die des Blutes ist (PÜTTER 1965), bewirkt einen sehr schnellen Abbau des Wirkstoffes.

Nach diesen theoretischen Überlegungen und unter Zugrundelegung experimenteller Ergebnisse, müßte die von uns angewandte und untersuchte Konzentration von 10 mg Propanidid in etwa dieser Konzentration entsprechen, die in vivo in der ersten oder zweiten Minute der Narkose in den Coronargefäßen herrscht. Unter der Wirkung dieser Propanididkonzentration trat am isolierten Rattenherzen keine Änderung des Sauerstoffverbrauches auf (s. Abb. 16). Dagegen kam es zu einer Zunahme des coronaren Durchflusses der in den ersten 2 min der Einwirkung 178% des Ausgangswertes betrug. Während der Phase des Mehrdurchflusses kam es zu einem Anstieg des coronarvenösen Sauerstoffpartialdruckes, wobei die arteriovenöse O_2-Differenz im Mittel 98 mm Hg betrug. Wären die Herzen mit Blut statt mit KREBS-HENSELEIT-Lösung perfundiert worden, so hätte der Durchfluß nach dem Poiseuilleschen Gesetz bei 0,4 l/min · 100 g liegen müssen, denn die Viscosität des Blutes ist drei- bis viermal so groß wie die des Wassers oder der Salzlösung (RUCH und FULTON 1960). Das entspräche etwa dem dreieinhalbfachen der normalen Durchblutung des Hundeherzens. Vergleichszahlen über die Coronardurchblutung unter der Wirkung von Propanidid finden sich in der Literatur nicht. Aus der Arbeit von LANGREHR (1965) ist aber zu entnehmen, daß es nach einer Dosis von 10 mg Propanidid bei einer Perfusion des Endarteriengebietes der Hinterextremität des Hundes zu einer über 5–10 min anhaltenden peripheren Vasodilatation mit ca. 200% Durchblutungssteigerung bei konstantem Perfusionsdruck gekommen war. Obwohl die direkte gefäßerweiternde Wirkung zumindest beim Hund hauptsächlich auf die Wirkung von Cremophor EL als Histaminliberator zurückgeht (WIRTH 1963), nimmt LANGREHR an, daß das Propanidid als vasodilatatorisch angesehen werden muß, da andere Phenoxyessigsäurederivate, deren Lösungsvermittler inaktiv sind, den gleichen gefäßerweiternden Effekt zeigen.

Das von uns zur Herstellung der Versuchslösung angewandte 5%ige Propanidid ist in einem Lösungsvermittler Cremophor EL gelöst. Bei Verwendung von Cremophor EL lassen sich klare wäßrige Lösungen herstellen, die mit Wasser oder einer Salzlösung verdünnt werden können, ohne daß der Wirkstoff ausfällt. Nach Injektion des Lösungsvermittlers wird beim Hund ein Blutdruckabfall bis zum Schock beobachtet, der durch Antihistaminika abgeschwächt oder sogar aufgehoben werden kann. Dieses Phänomen wird nicht bei anderen Tieren (auch nicht bei der Ratte) beobachtet.

In der von uns untersuchten Konzentration von Cremophor EL kam es sofort nach der Einwirkung zu einer Verminderung des coronaren Durchflusses um 43% (s. Abb. 15). Dieses Ergebnis bestätigt die Versuche von WIRTH und HOFFMEISTER (1965) die bei Injektion von Cremophor EL unmittelbar in eine Coronararterie (Versuch am Hund) eine Tendenz zur Verlangsamung des Durchflusses gefunden haben. Die zitierte Mitteilung von WIRTH und unsere Versuche mit Cremophor EL bestätigen damit übereinstimmend die experimentellen Ergebnisse von LANGREHR (1965), daß an den Arterien in bezug auf den Durchfluß der Effekt der Wirksubstanz Propanidid gegenüber demjenigen des Lösungsvermittlers überwiegt.

Unsere Vermutungen, daß der Lösungsvermittler eventuell den Sauerstoffverbrauch des Herzens wesentlich beeinflussen könnte, haben sich nicht bestätigt. Der geringe Abfall des Sauerstoffverbrauches unter der Wirkung von Cremophor EL ist hauptsächlich auf die Abnahme der Herzfrequenz zurückzuführen.

Zum Abschluß der Diskussion über Propanidid soll noch einmal darauf hingewiesen werden, daß auf Grund der beschriebenen Befunde die Stillstandsdosis von Propanidid bei 20 mg% liegen muß. Daraus ergibt sich, daß bei allen Patienten mit einem rechts-links-Shunt die Anwendung von Propanidid nicht zu empfehlen ist. Die genannte Stillstandsdosis von 20 mg% könnte nämlich dann bei einer Injektion von 500 mg Propanidid i. v. beim Vorliegen kardialer Kurzschlüsse, in den Coronararterien erreicht werden.

IV. Zusammenfassung

An isolierten, leerschlagenden und an stillgestellten Rattenherzen wurde der Sauerstoffverbrauch und der coronare Durchfluß unter der Wirkung von Halothan, Fentanyl, Dehydrobenzperidol und Propanidid untersucht.

Der myocardiale Sauerstoffverbrauch wurde aus der arteriovenösen Sauerstoffdruckdifferenz und dem coronaren Durchfluß berechnet.

Es hat sich gezeigt, daß verschiedene Narkosemittel die Sauerstoffaufnahme durch den Herzmuskel wesentlich beeinflussen können. Der Wirkungsmechanismus auf den Sauerstoffverbrauch des Herzens ist bei verschiedenen Narkosemitteln unterschiedlich.

1. In dem ersten Teil unserer Untersuchungen wurde über die Wirkung von Halothan berichtet. Der Sauerstoffverbrauch des schlagenden Herzens nahm unter der Wirkung von Halothan (15 mg/100 ml) um 16% ab. Gleichzeitig nahm die Frequenz ab, und es kam zu einer Verminderung der Kontraktionsamplitude. Auch der Sauerstoffverbrauch/ Herzschlag nimmt mit 0,032 ml gegenüber 0,038 ml bei unbeeinflußten Herzen deutlich ab. Die Versuche an den mit KCl stillgestellten Herzen zeigten ebenfalls eine Abnahme des Sauerstoffverbrauches unter der Wirkung von Halothan.

Die Untersuchungen lassen vermuten, daß das Halothan eine elektromechanisch entkoppelnde Wirkung hat, da der Effekt durch erhöhte Calciumkonzentrationen aufgehoben werden konnte. Für diese Vermutung spricht das Fortbestehen der elektrischen Aktivität am durch Halothan stillgestellten Herzen.

Der coronare Durchfluß nimmt unter der Wirkung von Halothan zu. Die Zunahme des Durchflusses ist von der Halothankonzentration abhängig. Die Dosis von 150 gamma in 1 ccm Perfusionsflüssigkeit und ihre Wirkung entsprechen ungefähr dem Narkosestadium III_{1-2} (nach GUEDEL). 200 gamma würden eine sehr tiefe Narkose bedeuten. Die Stillstandsdosis von Halothan liegt nach unseren Untersuchungen bei etwa 40 mg%. Diese Dosis bewirkt eine maximale Dilatation der Coronargefäße, wobei der Stillstand reversibel ist. Noch höhere Konzentrationen wirken auf den Herzmuskel toxisch.

Nach unseren Ergebnissen könnte der Blutdruckabfall und die Bradykardie im Verlauf einer Halothannarkose als Folge des Calciumentzuges oder Störungen seiner Permeabilität an der Herzmuskelmembran zu erklären sein. Tatsächlich gelang es uns während der Halothannarkose durch eine Calciuminjektion den durch die Wirkung von Halothan abgesunkenen arteriellen Druck sofort zu heben. Es wurde weiter darauf hingewiesen, daß während eines Herzstillstandes durch Halothanüberdosierung die intrakardiale Injektion von Calcium eine sinnvolle Therapie darstellt.

2. In dem zweiten Teil unserer Untersuchungen wurde über den Sauerstoffverbrauch der Rattenherzen unter der Wirkung von Dehydrobenzperidol (0,5 mg/100 ml) und Fentanyl (0,01 mg/100 ml) sowie über eine Kombination der beiden (50:1) berichtet.

Unter der Wirkung von Dehydrobenzperidol kommt es zu einer Abnahme der Frequenz von im Mittel 211 ± 3/min auf 170 ± 7/min in der ersten Meßperiode und 149 ± 8/min in der zweiten Meßperiode. Der Sauerstoffverbrauch pro Herzschlag blieb mit 0,037 ml gegenüber 0,039 bei unbeeinflußten Herzen nur unwesentlich verändert. Es wird vermutet, daß das Dehydrobenzperidol keine depressive Wirkung auf den Sauerstoffverbrauch des Herzens besitzt.

Unter der Wirkung von Fentanyl kommt es zu einer Abnahme des Sauerstoffverbrauches um 21%. Diese Abnahme des Sauerstoffverbrauches ist nicht nur durch die gleichzeitige Abnahme der Frequenz zu erklären. Es wird angenommen, daß das Fentanyl eine direkte depressive Wirkung auf den Sauerstoffverbrauch des Herzens ausübt.

Die Wirkungsdauer des Dehydrobenzperidol und des Fentanyl ist auffallend lang. Es wird daraus geschlossen, daß sowohl Dehydrobenzperidol als auch Fentanyl an der Herzmuskelzelle haften und noch lange nach Absetzung der Substanzen wirksam sind.

Unter der Wirkung von Dehydrobenzperidol und Fentanyl in einer Kombination der beiden Substanzen von 50:1 (0,5 mg/100 ml Dehydrobenzperidol + 0,01 mg/100 ml Fentanyl) kommt es zu einem Anstieg des Sauerstoffverbrauches. Dieser Anstieg kann sowohl durch die Anwendung eines β-Receptoren-Blockers als auch an durch Reserpin vorbehandelten Ratten vollständig aufgehoben werden.

Auf Grund der beschriebenen Befunde besteht der Verdacht, daß es unter der Wirkung von Dehydrobenzperidol und Fentanyl in einer Kombination von 50:1 zu einer Mobilisierung von herzeigenen Katecholamine, nämlich des Noradrenalin kommt. Die positiv inotrope Wirkung von Noradrenalin führt zu einer Zunahme der Kontraktionskraft des Herzmuskels und dadurch zu einem Anstieg des Sauerstoffverbrauches. Auf Grund obiger Befunde wird vermutet, daß die stabilen Kreislaufverhältnisse während der Operation in der Neuroleptanalgesie mit der beschriebenen Katecholaminwirkung in Zusammenhang stehen.

3. In dem dritten Teil der vorliegenden Arbeit wurde die Wirkung eines neuen ultrakurz wirkenden Narkotikums, des Propanidid, auf den Sauerstoffverbrauch des Herzens untersucht. Die Versuche haben gezeigt, daß der Sauerstoffverbrauch des Herzens von

der angewandten Propanididkonzentration abhängig ist. 20 mg% Propanidid bewirken innerhalb einiger Sekunden einen Herzstillstand. Eine Konzentration von 10 mg% Propanidid bewirkt an isolierten Rattenherzen keine Änderung des Sauerstoffverbrauches.

Alle drei untersuchten Propanididkonzentrationen (20 mg%, 10 mg% und 5 mg%) führen in den ersten 2 min der Einwirkung zu einer Zunahme des coronaren Durchflusses, sie betrug bei 20 mg% Propanidid 242%, bei 10 mg% Propanidid 178% und bei 5 mg% Propanidid 158% des Ausgangswertes. Die Untersuchungen des Lösungsvermittlers Cremophor EL ergaben, daß es unter seiner Wirkung zu keiner Veränderung des Sauerstoffverbrauches kommt. In bezug auf den coronaren Durchfluß ist Cremophor EL als Vasokonstriktor anzusehen.

Aus den Ergebnissen wird gefolgert, daß bei allen Patienten mit einem rechts-links-Shunt die Anwendung von Propanidid nicht zu empfehlen ist, da eine zum Herzstillstand führende Konzentration von 20 mg% bei einer Injektion von 500 mg Propanidid i. v. in den Coronararterien leicht erreicht werden kann.

V. Literaturverzeichnis

[1] Ahlquist, R. P., A study of the adrenotropic receptors. Amer. J. Physiol. **153**, 586 (1948).
[2] Ahlquist, R. P., Adrenergic drugs, in: Pharmacology in Medicine. Mc Graw-Hill Book Company, New York, Toronto, London (1958).
[3] Alper, M. A., and W. Flacke, Actions of Halothane on the isolated mammalian heart. Fed. Proc. **21**, 126 (1962).
[4] Arnold, G., und W. Lochner, Die Temperaturabhängigkeit des Sauerstoffverbrauches stillgesteller, künstlich perfundierter Warmblüterherzen zwischen 34 und 4°C. Pflügers Arch. ges. Physiol. **284**, 169 (1965).
[5] Asher, M., and E. L. Frederickson, Halothane versus Chloroform: the dose responses using the isolated rabbit heart. Anesth. Analg. Curr. Res. **41**, 429 (1962).
[6] Beaton, A. C., Fluothane and hypotension in cats. Canad. Anaesth. Soc., J. **6**, 13 (1959).
[7] Bertler, A., A. Carlsson and E. Rosengren, Release by reserpine of catecholamines from rabbits hearts. Naturwiss. **43**, 521 (1956).
[8] Brettschneider, H. J., Pharmakotherapie coronarer Durchblutungsstörungen mit kreislaufwirksamen Substanzen. Verh. d. Deutsch. Gesell. f. innere Medizin, 69. Kongr. 1963.
[9] Buhr, G., und W. F. Henschel, in: 2. Bremer Neuroleptanalgesie-Symposium 1964 (Heidelberg, Springer 1965).
[10] Burn, J. H., and H. G. Epstein, Hypotension due to Halothane. Brit. J. Anaesth. **31**, 199 (1959).
[11] Burn, J. H., and H. G. Epstein, J. A. Feigan and W. D. Paton, Some pharmacological actions of Fluothane. Brit. med. J. **2**, 479 (1957).
[12] De Castro, J., P. Mundeleer, Anesthésie sans barbituriques: la neuroleptanalgesie. Anesth. Analg. Curr. Res. **16**, 1022 (1959).
[13] Corssen, G., E. F. Domino and R. B. Sweet, Neuroleptanalgesia and anesthesia. Anesth. Analg. Curr. Res. **43**, 748 (1964).
[14] Doenicke, A., Th. Gürtner, J. Kugler, A. Schellenberger und W. Spiess, Experimentelle Untersuchungen über das Ultrakurznarkotikum Propanidid mit Serumcholinesterasebestimmung, EEG, psychodiagnostischen Test und Kreislaufanalysen. Anaesthesiologie und Wiederbelebung, Band **4**, Springer-Verlag, Berlin–Heidelberg–New York (1965).

[15] Dudziak, R., Über die Wirkung von Halothan auf den Sauerstoffverbrauch des Warmblüterherzens. Anaesthesist **14**, 72 (1965).

[16] Dudziak, R., und W. Lochner, Über die Wirkung des Procains und des Ca^{++}-Entzuges auf den Sauerstoffverbrauch und die elektromechanische Koppelung des Warmblüterherzens. Pflügers Arch. ges. Physiol. **285**, 160 (1965).

[17] Duncan, W. A. M., and J. Raventos, The pharmacokinetics of Halothane anaesthesia. Brit. J. Anaesthe. **31**, 302 (1959).

[18] Duncan, W. A. M., The estimation of Halothane in tissues. Brit. J. Anaesth. **31**, 316 (1959).

[19] Dundee, J. W., and G. W. Black, A review of the cardiovascular effects of Halothane. Anaesthesia **15**, 349 (1960).

[20] Fleckenstein, A., Physiologie und Pathophysiologie des Myocard-Stoffwechsels im Zusammenspiel mit den bioelektrischen und mechanischen Fundamentalprozessen. Beitrag zum Handbuch »Das Herz des Menschen« von W. Bargmann und W. Doerr. Georg Thieme Verlag, Stuttgart, **I**, 355 (1963).

[21] Henschel, W. F., und G. Buhr, Kreislaufuntersuchungen während der Propanidid-Kurznarkose. Anaesthesiologie und Wiederbelebung, Band **4**, Springer-Verlag, Berlin–Heidelberg–New York (1965).

[22] Hiltmann, R., H. Wollweber, F. Hoffmeister und W. Wirth, DP 1134981 v. 6. 5. 1960, Farbenfabriken Bayer AG, Erf.

[23] Hiltmann, R., H. Wollweber, W. Wirth und F. Hoffmeister, Neue estergruppenhaltige Phenoxyessigsäureamide mit narkotischer Wirksamkeit. Anaesthesiologie und Wiederbelebung, Band **4**, Springer-Verlag, Berlin–Heidelberg–New York (1965).

[24] Hirche, H., Die Wirkung von Isoproterenol, Adrenalin, Noradrenalin und Adenosin auf die Durchblutung und den O_2-Verbrauch des Herzmuskels vor und nach der Blockierung der β-Receptoren. Pflügers Archiv ges. Physiol. **288**, 162 (1966).

[25] Hoffmeister, H. E., H. Kreuzer und W. Schoepe, Der O_2-Verbrauch des stillstehenden, des leerschlagenden und des flimmernden Herzens. Pflügers Arch. ges. Physiol. **269**, 194 (1959).

[26] Holtz, P., G. Kroneberg und H. J. Schümann, Über die sympathicomimetische Wirksamkeit von Herzmuskelextrakten. Naunyn-Schmiedebergs Arch. exper. Path. **212**, 551 (1951).

[27] Janssen, P. A. J., On the pharmacology of Analgesics and neuroleptics used for surgical anaesthesia. Vienna, Austria, The first European Congress of Anaesthesiology 1962. Symposium on Neuroleptanalgesia.

[28] Janssen, P. A. J., C. J. E. Niemegeers, K. H. L. Schellekens, F. J. Verbuggen and J. M. Van Neuten, The pharmacology of Dehydrobenzperidol, a new potent and short acting neuroleptic agent chemically related to Haloperidol. Arzneimittelforsch. **13**, 205 (1963).

[29] Janssen, P. A. J., Zur Frage des Abbaus und der Ausscheidung der bei der Neuroleptanalgesie zur Anwendung kommenden Pharmaka. Anaesthesiologie und Wiederbelebung, Springer-Verlag, Berlin–Heidelberg–New York 1966.

[30] Jordan, J., und W. Lochner, Über den anaeroben und aeroben Stoffwechsel des stillgestellten, künstlich perfundierten Warmblüterherzens. Pflügers Arch. ges. Physiol. **275**, 164 (1962).

[31] Kohn, R. M., Metabolism and coronary flow of electrically active, noncontracting hearts. Circulation **18**, 744 (1958).

[32] Krantz, J. C., C. S. Park, E. B. Fruitt and A. S. Ling, A further study of the anesthetic properties of 1,1,1-Tri-Fluoro-2,2-Bromochloroethane (Fluothane). Anesthesiology **19**, 38 (1958).

[33] Krebs, H. A., und K. Henseleit, Untersuchungen über die Harnstoffbildung im Tierkörper. Hoppe-Seylers Z. physiol. Chem. **210**, 33 (1932).

[34] Langrehr, D., Endoanästhetische Wirkungen von Propanidid und ihre Bedeutung für das Verhalten von Kreislauf und Atmung. Anaesthesiologie und Wiederbelebung, Band **4**, S. 239, Springer-Verlag, Berlin–Heidelberg–New York 1965.

[35] LANGREHR, D., und H. D. HENATSCH, Wirkungen von Psychopharmaka auf den spinalen Eigenreflexapparat und seine Atriebe (unter besonderer Berücksichtigung von Dehydrobenzperidol). Anaesthesiologie und Wiederbelebung, Springer-Verlag, Band 9, S. 22 (1966).
[36] LARSON, C. P., E. I. EGER and J. W. SEVERINGHAUS, The solubility of Halothane in blood and tissue homogenates. Anesthesiology **23**, 3 (1962).
[37] LENNARTZ, H., Die Neuroleptanalgesie in der Kieferchirurgie. Deutsche Zahn-, Mund- und Kieferheilkunde **44**, 353, 1965.
[38] LONG, J. P., and C. B. PITTINGER, Laboratory observations on the cardiovascular and respiratory effects of Fluothane. Anesthesiology **19**, 106 (1958).
[39] MORROW, D. H., T. E. GAFFNEY and J. A. HOLMAN, The chronotropic effects of Halothane. Anesthesiology **22**, 915 (1961).
[40] MORROW, D. H. and A. G. MORROW, The effects of Halothane on myocardial contractile force and vascular resistance. Anesthesiology **22**, 537 (1961).
[41] MUSCHOLL, E., Die Konzentration von Noradrenalin und Adrenalin in den einzelnen Abschnitten des Herzens. Naunyn-Schmiedebergs Arch. exper. Path. **82**, 131 (1917).
[42] NAYLER, W. G., The action of Fluothane, Chloroform and hypothermia on the heart. Aust. J. exper. Biol. med. Sci. **37**, 279 (1959).
[43] PODLESCH, I., und M. ZINDLER, Klinische Erfahrungen mit Propanidid. Anaesthesiologie und Wiederbelebung, Band 4, S. 161, Springer-Verlag, Berlin–Heidelberg–New York 1965.
[44] PRICE, M. L., and H. L. PRICE, Effects of general anesthetics on contractile response of rabbit aortic strips. Anesthesiology **23**, 16 (1962).
[45] PÜTTER, J., Über den fermentativen Abbau des Propanidid. Anaesthesiologie und Wiederbelebung, Band 4, S. 61, Springer-Verlag, Berlin–Heidelberg–New York 1965.
[46] RAVENTOS, J., The action of Fluothane: a new volatile anaesthetic. Brit. J. Pharmacol. **11**, 394 (1956).
[47] RUCH, T. C., and J. F. FULTON, Medical physiology and biophysics, 18th ed. Philadelphia, London: Saunders 1960.
[48] SCHAPER, W. K. A., A. H. M. JAGENEAU and J. M. BOGAARD, Hemodynamic and respiratory responses to Dehydrobenzperidol, a potent neuroleptic compound in intact anesthetized dogs. Arzneimittelforsch. **13**, 316 (1963).
[49] SEVERINGHAUS, J. W., and S. C. CULLEN, Depression of the myocardium and total body oxygen consumption by Fluothane anaesthesia in man. Anesthesiology **19**, 113 (1958).
[50] SUCKLING, C. W., Some chemical and physical factors in the development of Fluothane. Brit. J. Anaesth. **29**, 466 (1957).
[51] THROWER, W. B., T. D. DARBY, E. E. ALDINGER and J. H. SPROUSE, Effects of Halothane on ventricular contractile force in the human and dog. Fed. Proc. **19**, 274 (1960).
[52] THULLIER, M. J., und R. DOMENJOZ, Zur Pharmakologie der intravenösen Kurznarkose mit 2-Methoxy-4-allylphenoxyessigsäure-N,N-diäthylamid (G-29505). Anaesthesist **6**, 163 (1957).
[53] WENTHE, F. M., R. T. PATRIC and E. A. WOOD, Effects of anaesthesia with Halothane on the human circulation. Anesth. Analg. Curr. Res. **41**, 381 (1962).
[54] WIRTH, W., und F. HOFFMEISTER, Pharmakologische Untersuchungen mit Propanidid. Anaesthesiologie und Wiederbelebung, Band 4, S. 17, Springer-Verlag, Berlin–Heidelberg–New York 1965.
[55] YELNOSKY, J., and J. F. GARDOCKI, A study of some of the Pharmacologic actions of Fentanyl Citrate and Droperidol. Toxicol. Appl. Pharmacol. **6**, 63 (1964).
[56] YELNOSKY, J., R. KATZ and E. V. DIETRICH, A study of some of the pharmacologic actions of Droperidol. Toxicol. Appl. Pharmacol. **6**, 37 (1964).
[57] ZINDLER, M., S. EUNICKE und P. SATTER, Neuroleptanalgesia for the surgical correction of mitral stenosis. 3. Congr. mundialis anaesthesiologiae Sao Paulo 1964, III, 157 (1964).

Abbildungsanhang

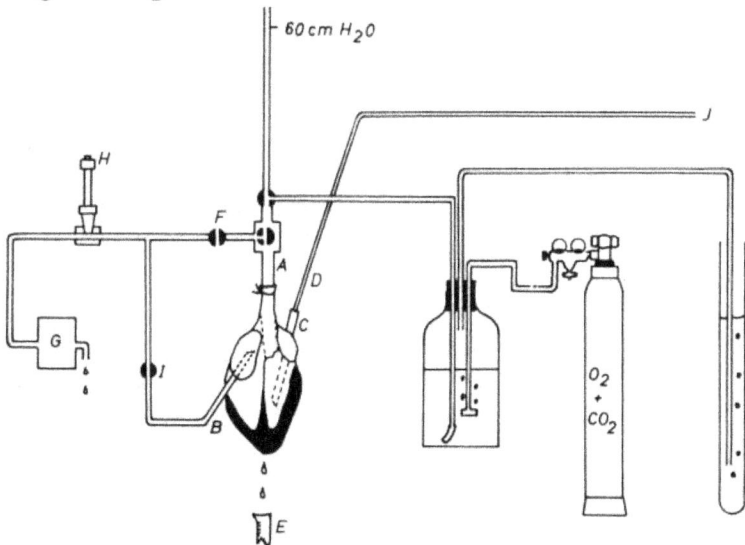

Abb. 1 Schema der Versuchsanordnung: A = Einlaufkanüle – Aorta, B = Polyvinylschlauch zum Absaugen des venösen Perfundates – rechter Vorhof, C = Polyvinylkanüle im linken Ventrikel, D = Verbindung zur Wasserstrahlpumpe, E = Meßzylinder zur Messung der Durchblutung, F und I = Umschalthähne, G = Absaugpumpe, H = Platinelektrode (nach GLEICHMANN-LÜBBERS), J = Wasserstrahlpumpe.

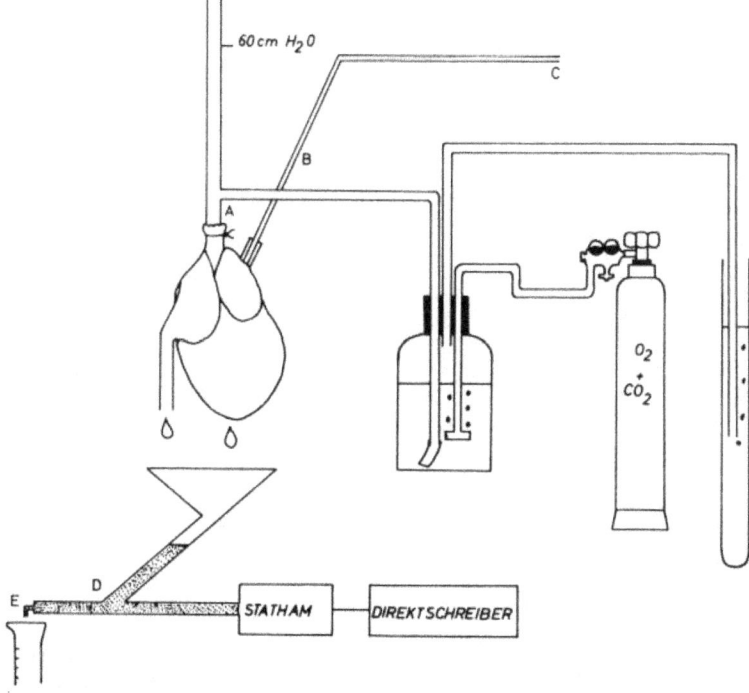

Abb. 2 Schema der Versuchsanordnung für die Messung des Coronardurchflusses: A = Einlaufkanüle – Aorta, B = Polyvinylkanüle im linken Ventrikel, C = Verbindung zur Wasserstrahlpumpe, D = Rohrsystem zur Stauung des Coronardurchflusses, E = Ausflußwiderstand.

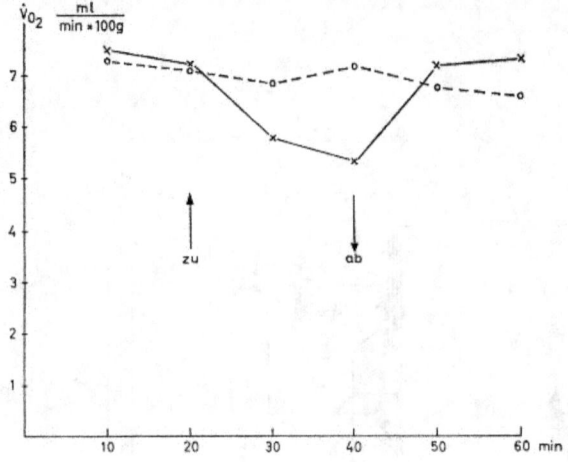

Abb. 3
Sauerstoffverbrauch des leerschlagenden Rattenherzens $\dot{V}_{O_2}$ in ml/min · 100 g
x ——— x Einwirkung von Halothan
0 – – – 0 Einwirkung von Halothan bei erhöhter Ca-Konzentration.
Halothanwirkung zwischen der 20. und der 40. Minute.

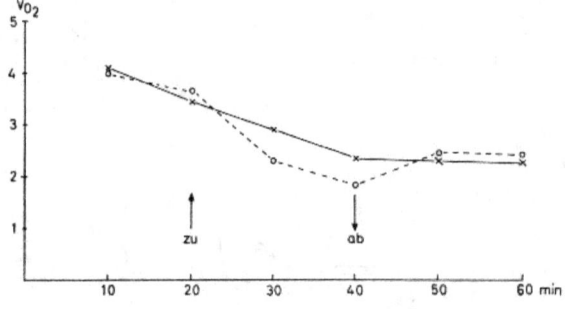

Abb. 4
Sauerstoffverbrauch des stillgestellten Herzens $\dot{V}_{O_2}$ in ml/min · 100 g.
x ——— x KCl-Stillstand
0 – – – 0 KCl + Halothan (15 mg/100 ml)
Halothanwirkung zwischen der 20. und der 40. Minute.

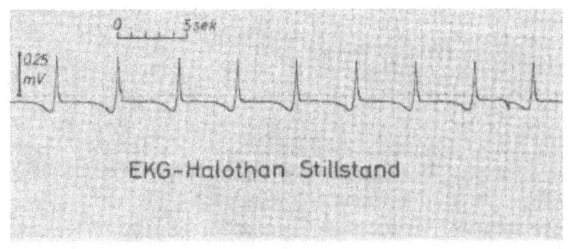

Abb. 5
Die elektrische Aktivität des stillstehenden Rattenherzen. Der mechanische Herzstillstand erfolgte durch eine Perfusion des Herzens mit einer Halothankonzentration von 40 mg%.

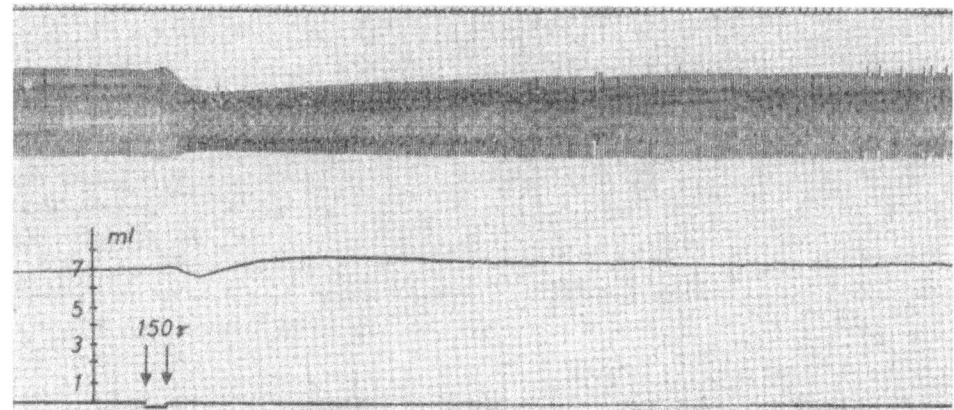

Abb. 6 Wirkung einer Stoßinjektion von 150 gamma Halothan in 1 ccm Perfusionsflüssigkeit auf die Kontraktionsamplitude und die Frequenz des Rattenherzens. Kontraktionsamplitude und Frequenz = obere Registrierung. Coronardurchfluß in ml/min = untere Registrierung. Die Zeitkonstante in Sekunden: Oberer Rand der Abbildung.

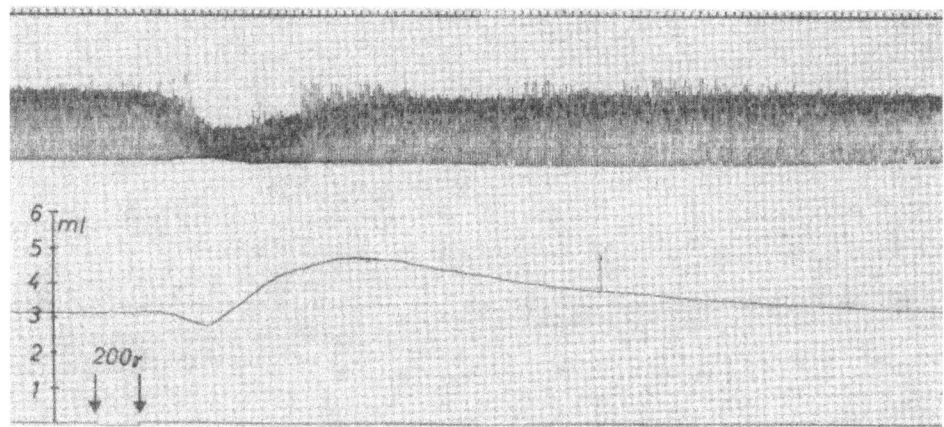

Abb. 7 Wirkung einer Stoßinjektion von 200 gamma Halothan in 1 ccm Perfusionsflüssigkeit auf die Kontraktionsamplitude und die Frequenz des Rattenherzens. Kontraktionsamplitude und Frequenz = obere Registrierung. Coronardurchfluß in ml/min = untere Registrierung. Die Zeitkonstante in Sekunden: Oberer Rand der Abbildung.

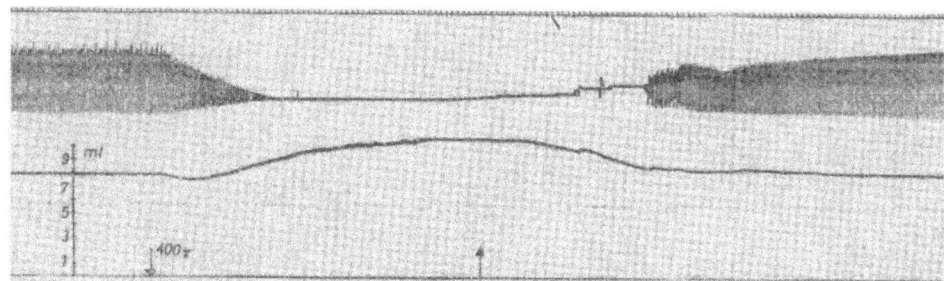

Abb. 8 Wirkung der Infusion einer Halothankonzentration von 400 gamma in 1 ccm Perfusionsflüssigkeit (40 mg%) auf die Kontraktionsamplitude und Frequenz des Rattenherzens. Dauer der Infusion = 60 sec. Kontraktionsamplitude und Frequenz = obere Registrierung. Coronardurchfluß in ml/min = untere Registrierung. Die Zeitkonstante in Sekunden: Oberer Rand der Abbildung.

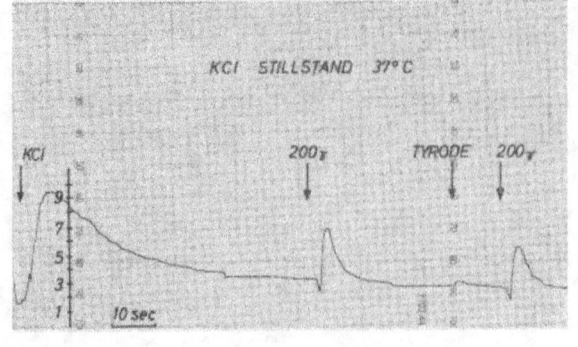

Abb. 9
Wirkung von 200 gamma Halothan in 1 ccm Perfusionsflüssigkeit auf den Coronardurchfluß eines mit Kaliumchlorid stillgestellten Rattenherzen. Nach jeder Injektion steigt der Coronardurchfluß erheblich an.

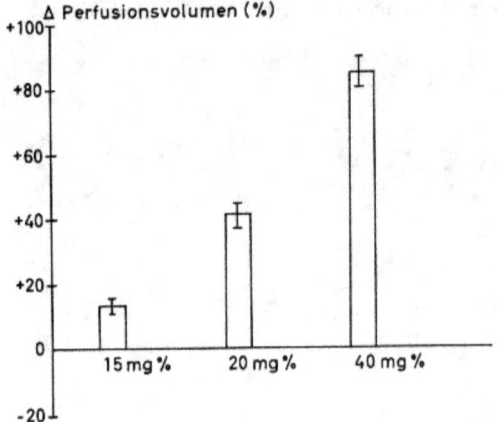

Abb. 10
Änderungen des Perfusionsvolumens (in %) während der Einwirkung verschiedener Halothankonzentrationen ($n = 32$). Aufgezeichnet sind Mittelwerte und deren Standardabweichungen.

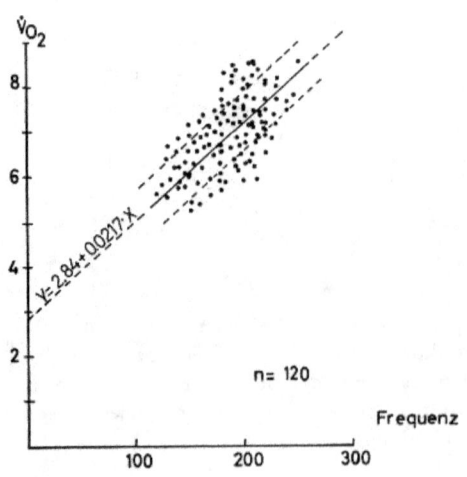

Abb. 11
Sauerstoffverbrauch ($\dot{V}_{O_2}$) der leerschlagenden mit KREBS-HENSELEIT-Lösung perfundierten Rattenherzen in Abhängigkeit von der Herzfrequenz. Die Regressionsgerade wurde aus 120 Einzelmessungen aufgestellt.

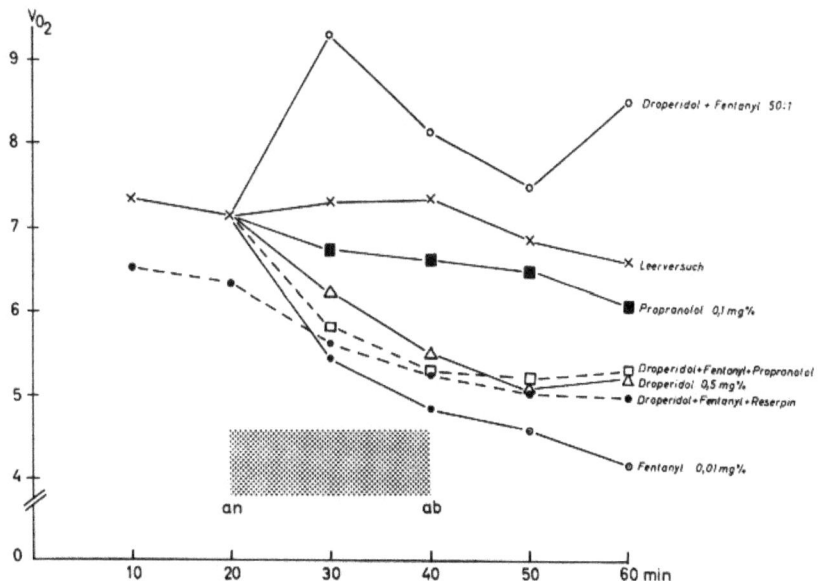

Abb. 12 Zeitlicher Ablauf der Messungen des Sauerstoffverbrauches der leerschlagenden Rattenherzen unter der Wirkung von Dehydrobenzperidol und Fentanyl sowie ihrer Kombination mit Propranolol oder Reserpin.

Abb. 13
Mittelwerte und Standardabweichungen des Sauerstoffverbrauches der leerschlagenden Rattenherzen, gemessen in den ersten 20 min der Einwirkung verschiedener Substanzen: A = Leerversuche, B = Dehydrobenzperidol + Fentanyl, C = Fentanyl, D = Dehydrobenzperidol, E = Dehydrobenzperidol + Fentanyl + Propranolol, F = Dehydrobenzperidol + Fentanyl + Reserpin, G = Propranolol. Der Sauerstoffverbrauch ist in ml/min · 100 g angegeben.

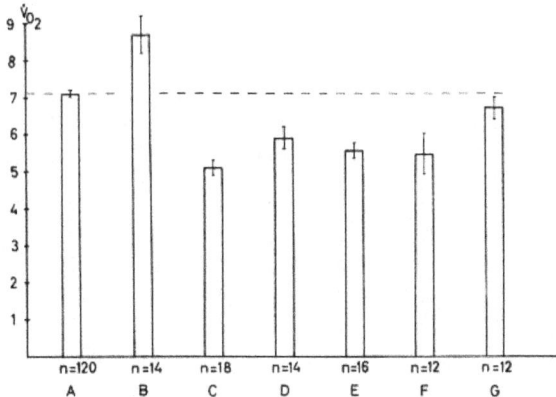

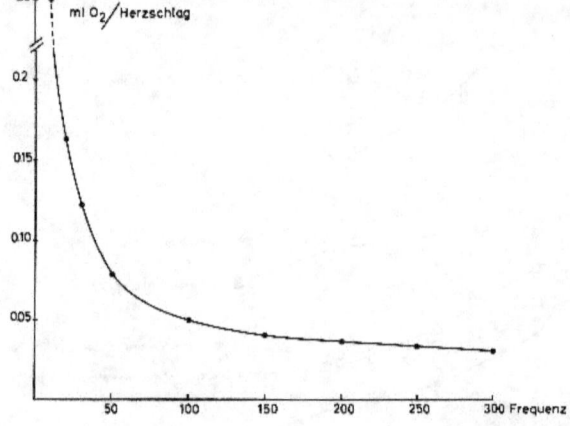

Abb. 14
Der Sauerstoffverbrauch pro Herzschlag der isolierten schlagenden Rattenherzen in Abhängigkeit von der Herzfrequenz. Die Werte wurden aus der Regressionsgerade
$$Y = 2{,}84 + 0{,}0217 \cdot X$$
errechnet (s. Abb. 11).

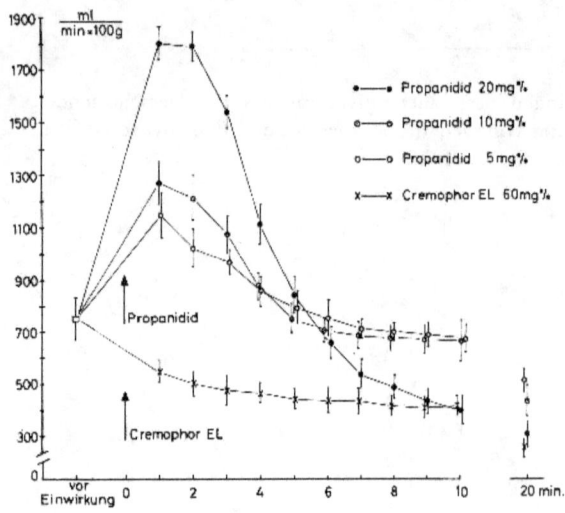

Abb. 15
Der coronare Durchfluß in ml/min · 100 g unter der Einwirkung von verschiedenen Konzentrationen von Propanidid und 60 mg% Cremophor EL.

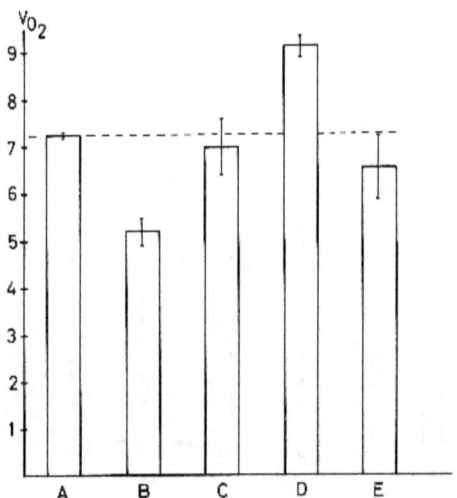

Abb. 16
Mittelwerte und Standardabweichungen des Sauerstoffverbrauches der Rattenherzen unter der Wirkung von Propanidid und Cremophor EL. A = Kontrollserie, B = Propanidid 20 mg%, C = Propanidid 10 mg%, D = Propanidid 5 mg%, E = Cremophor EL 60 mg%.

GPSR Compliance

The European Union's (EU) General Product Safety Regulation (GPSR) is a set of rules that requires consumer products to be safe and our obligations to ensure this.

If you have any concerns about our products, you can contact us on

ProductSafety@springernature.com

In case Publisher is established outside the EU, the EU authorized representative is:

Springer Nature Customer Service Center GmbH
Europaplatz 3
69115 Heidelberg, Germany